©   Verlag Zabert Sandmann
München
Jubiläumsausgabe 2008
ISBN 3-89883-218-2

Redaktion	Karen Guckes-Kühl
Redaktionelle Mitarbeit	Gabriele Kautzmann
Graphische Gestaltung	Georg Feigl
Illustrationen	Verena Fleischmann, Jens Geiling, Kuniko Taguchi
Fotos Buchumschlag (vorne)	Kai-Uwe Nielsen
Herstellung	Karin Mayer, Peter Karg-Cordes
Lithografie	Christine Rühmer
Druck und Bindung	Mohn media Mohndruck GmbH, Gütersloh

Prof. Dr. Jürgen Zulley

So schlafen
Sie gut!

unter Mitarbeit von
Gabriele Kautzmann

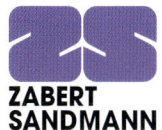

**ZABERT
SANDMANN**

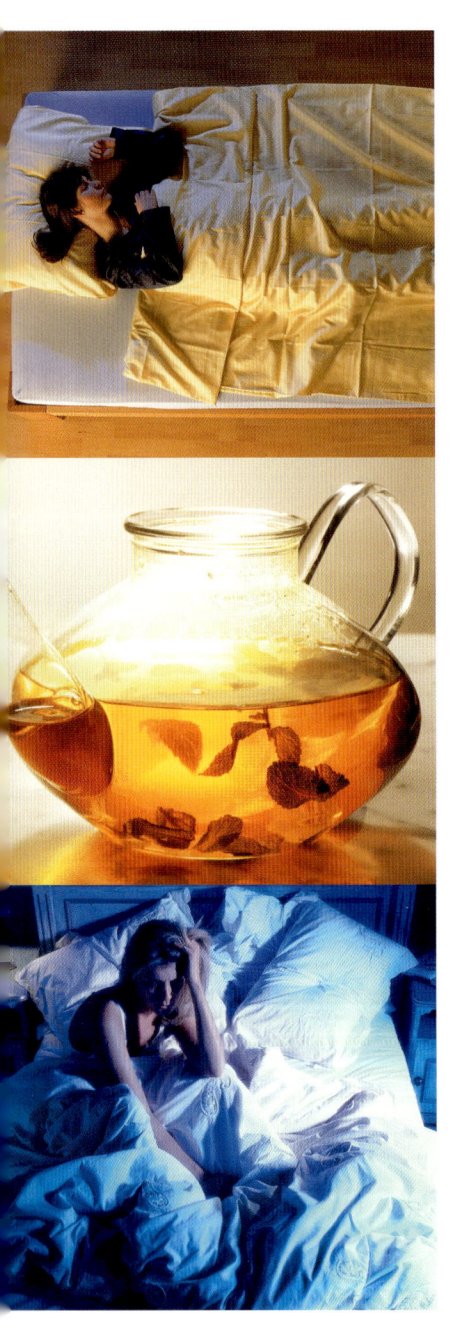

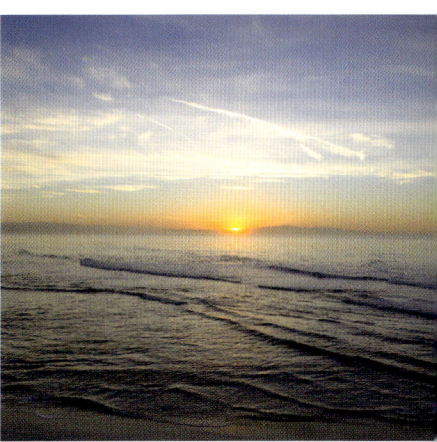

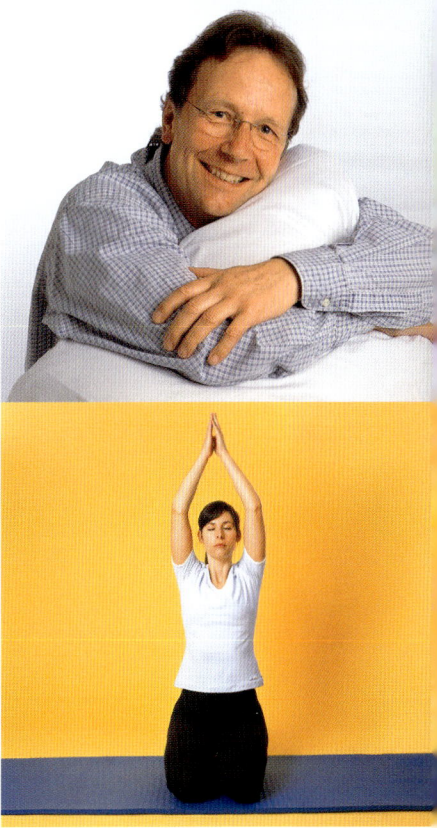

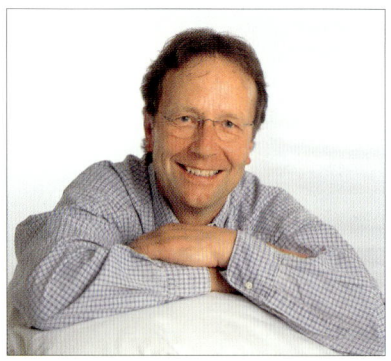

Liebe Leserin, lieber Leser,

haben Sie letzte Nacht gut geschlafen? Nicht? Dann sind Sie nicht allein. Fast die Hälfte der Deutschen hat Schlafprobleme. Eine einzelne wach gelegene Nacht ärgert uns zwar, aber ernsthaft bekümmert sie uns noch nicht. Ganz anders sieht es aus, wenn so etwas häufiger vorkommt. Dann liegt man wach, macht sich Sorgen und fragt sich, ob man schon eine ernsthafte Schlafstörung hat.

Falsche Erwartungen an den Schlaf

Mit diesem Buch möchte ich zunächst einmal mit weit verbreiteten Vorurteilen aufräumen und erklären, was Schlaf überhaupt ist. Denn Ein- und Durchschlafprobleme entstehen vor allem durch eine falsche Erwartungshaltung gegenüber dem Schlaf. Schlaf sieht nur aus wie Ruhe, ist in Wirklichkeit aber ein höchst aktiver Prozess: Unser Gehirn arbeitet, viele Körperfunktionen laufen auf Hochtouren, und wir werden jede Nacht sage und schreibe 28-mal wach. Wer jedoch weiß, dass es völlig normal ist, mehrfach in der Nacht aufzuwachen, schläft schon viel entspannter und damit besser.

Gut schlafen kann man lernen

Aus meinen Erfahrungen mit der Behandlung von Schlafstörungen weiß ich, dass guter Schlaf wieder erlernbar ist. Meist brauchen Sie dafür noch nicht einmal einen Arzt oder Schlafexperten, sondern können das Problem selbst in die Hand nehmen. Denn bei den meisten Arten von Schlafstörungen ist Selbsthilfe auf lange Sicht die wirksamste Hilfe. Nur, einfach ist das nicht. Deshalb möchte ich Ihnen mit diesem Buch praktische Tipps geben, damit Sie wieder besser durch die Nacht kommen.

Beste Voraussetzungen für guten Schlaf

Viele Schlafstörungen werden schon durch falsches Verhalten am Tag verursacht. Ich zeige Ihnen, wie Sie Ihren Tag gestalten müssen, um ihn hellwach zu erleben und abends müde in Ihr Kissen sinken zu können. Um schlafen zu können, müssen Sie jeden Abend auch eine entscheidende Hürde überwinden, nämlich den richtigen Übergang vom aktiven Tagesgeschehen in die entspannte abendliche Atmosphäre finden. Neben einem festen Tag-Nacht-Rhythmus und dem abendlichen Zur-Ruhe-Kommen gibt es noch eine weitere wichtige Voraussetzung für guten Schlaf: die optimale Gestaltung der Schlafumgebung. Gerade wenn es um die Einrichtung von Bett und Schlafzimmer geht, herrschen jedoch viele Irrtümer und Halbwahrheiten vor, die ich richtig stellen werde.

Abhilfe gegen ernsthafte Schlafstörungen

Vor allem aber gebe ich Ihnen in meinem Buch konkrete Hilfestellungen, was Sie tun können, wenn Sie trotz alledem nicht schlafen können. Schlafmittel können nur vorübergehend eine Lösung sein. Hier empfehle ich eine Reihe von geeigneteren Methoden, die noch langfristiger wirken, da sie nicht die Symptome, sondern die Ursachen bekämpfen. Selbst gegen ernsthafte Schlafstörungen gibt es Abhilfe, doch sie gehören in professionelle Hände. Lesen Sie hier, wann ein Schlafproblem eine behandlungsbedürftige Schlafstörung ist und wie die professionellen Methoden der Schlafmedizin aussehen.

Behandlungsstrategien individuell festlegen

Bei allem, was Sie in diesem Buch erfahren werden, führen Sie sich bitte vor Augen, dass unser Körper und Geist so kompliziert funktionieren und miteinander agieren, dass nicht einzelne Tipps allein weiterhelfen können und auch nicht jede Methode bei jedem gleich wirkt. In der Regel wird es eine auf Sie persönlich zugeschnittene Kombination verschiedenster Strategien sein, die Sie letztlich wieder besser schlafen lässt. Damit Sie Ihren persönlichen Weg herausfinden können, zeige ich Ihnen hier ein umfassendes Spektrum an Behandlungsmöglichkeiten und erläutere, wann sie geeignet sind.

Ich beziehe mich bei all meinen Tipps, die ich Ihnen hier gebe, auf meine wissenschaftlichen Erkenntnisse der Schlafforschung und umfangreichen Erfahrungen mit Schlafstörungen, gesammelt in tausenden von Gesprächen mit Patienten. Auf dieser Grundlagen möchte ich Ihnen neue Möglichkeiten der Hilfe aufzeigen. Ich wünsche Ihnen viel Freude beim Lesen und noch mehr beim Umsetzen Ihres neuen Wissens.

Herzlichst Ihr

Prof. Dr. Jürgen Zulley

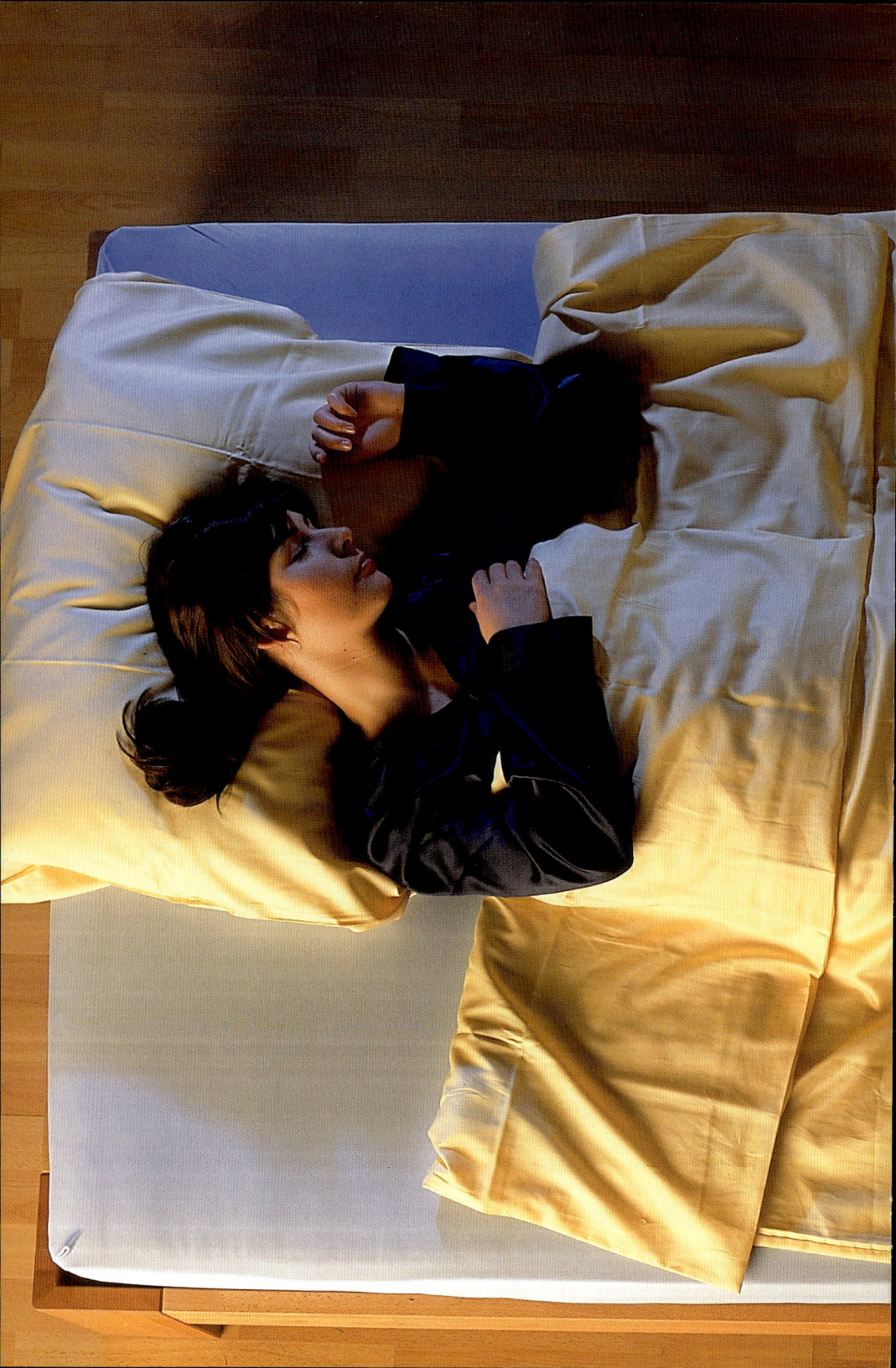

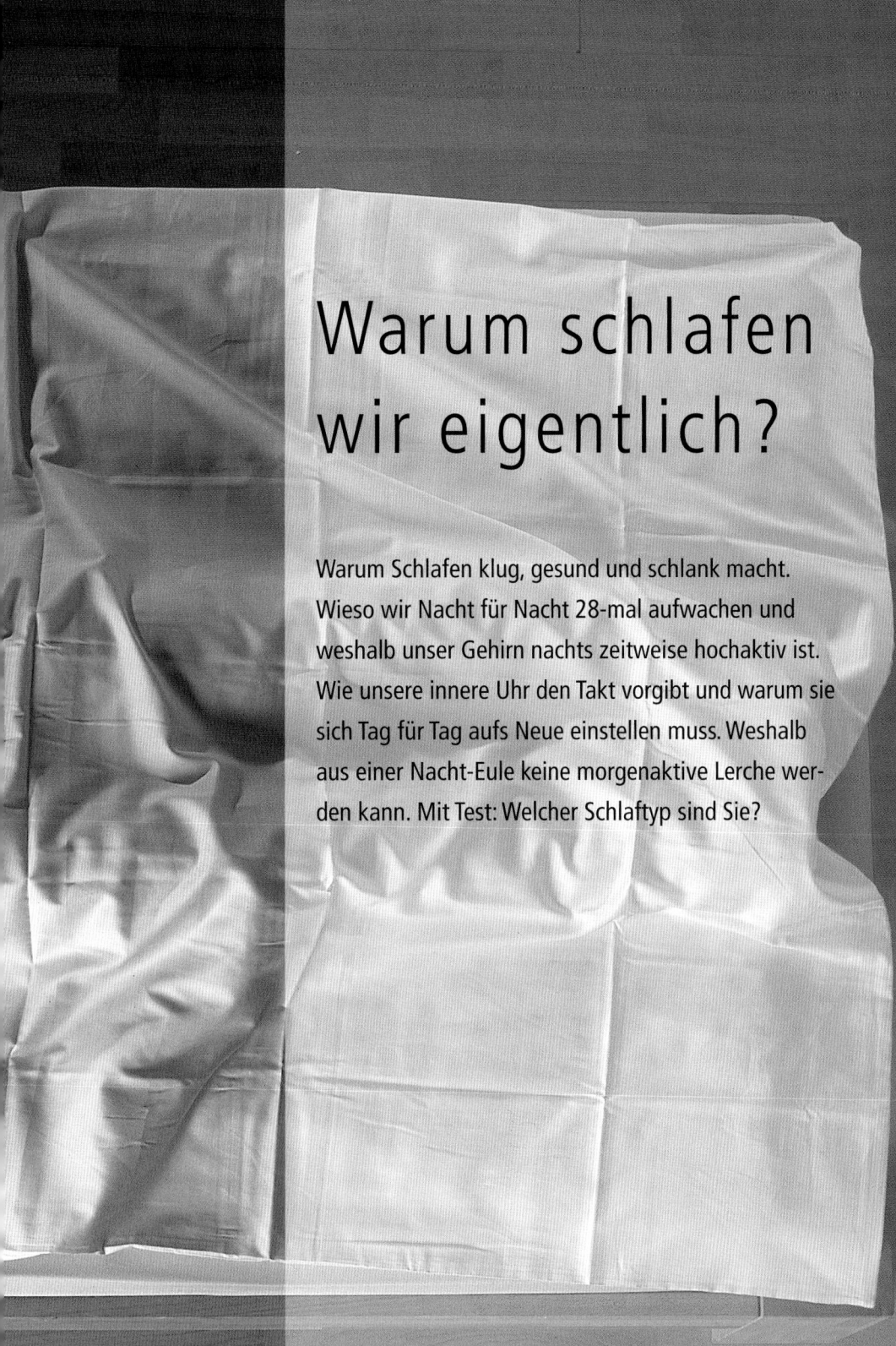

Warum schlafen wir eigentlich?

Warum Schlafen klug, gesund und schlank macht. Wieso wir Nacht für Nacht 28-mal aufwachen und weshalb unser Gehirn nachts zeitweise hochaktiv ist. Wie unsere innere Uhr den Takt vorgibt und warum sie sich Tag für Tag aufs Neue einstellen muss. Weshalb aus einer Nacht-Eule keine morgenaktive Lerche werden kann. Mit Test: Welcher Schlaftyp sind Sie?

Mythos Schlaf

Rund sieben Stunden verschlafen wir Tag für Tag, Nacht für Nacht als deutscher Otto Normalschläfer. Auf unser ganzes Leben hochgerechnet, summieren sich die Stunden zu 25 Jahren – Schlaf hat einen ganz erheblichen Anteil an unserem Leben, und doch ist er weitgehend unbekannt. Wir glauben, zu wissen, wann wir geschlafen, wann wir gewacht und wann wir geträumt haben. Schließlich ist Schlafen keine Ausnahmesituation, sondern uns allen wohl bekannt – glauben wir. Doch das ist ein Trugschluss. Während wir schlafen, geschehen in unserem Körper und Kopf unglaubliche Dinge.

Nächtliche Rushhour

Schlafen ist nicht Ruhe – es ist wie ein anderes Wachen. Nach acht Stunden Schlaf haben wir nur etwa 50 Kilokalorien weniger Energie verbraucht als im Wachzustand – so viel Energie, wie wir aus einer Scheibe Brot gewinnen.

Schlafen ist nicht Ruhe – es ist wie ein anderes Wachen. Denn Energie wird beim Schlafen praktisch nicht gespart. Nach acht Stunden Schlaf haben wir nur etwa 50 Kilokalorien weniger Energie verbraucht, als wenn wir wach gewesen wären. Das ist gerade mal so viel Energie, wie wir aus einer Scheibe Brot gewinnen. Zeitweilig verbraucht unser Gehirn sogar mehr Energie und ist reger als im Wachzustand. Der Schlaf ist also eine höchst aktive Angelegenheit.

Es gibt ein deutliches Zeichen unserer nächtlichen Aktivität, das jeder kennt: In bestimmten Phasen der Nacht bewegen wir uns, wir drehen uns unbewusst hin und her. So regulieren wir nachts einerseits unseren Wärmehaushalt: Uns ist zu warm – Bein raus; uns ist zu kalt – Arme unter die Decke. Andererseits wird so verhindert, dass die auf der Matratze liegenden Partien zu wenig durchblutet werden.

Im Schlaf ist nicht nur unser Körper aktiv, sondern auch unser Gehirn. Jeder kennt Träume, auch derjenige, der glaubt, nur sehr selten in einem solchen Traumzustand zu sein. Bizarre Gedanken schießen dann durch unser Bewusstsein und sind ein spürbarer Beweis für die Aktivität unseres Gehirns. In den Traumphasen ist unser Körper besonders aktiv. Atmung und Herzschlag sind unregelmäßig, und unsere Augen bewegen sich schnell nach rechts und nach links (REM-Schlaf). Wenn wir aus dem Traum aufwachen, kann es sein, dass wir uns über unsere Unruhe ängstigen. Oder wir wundern uns darüber, dass wir sexuell erregt sind, ohne dass wir uns an einen heißen Traum erinnern können. All das ist Ausdruck der »Rushhour« in unserem schlafenden Körper.

SCHLAF IST NICHT GLEICH SCHLAF

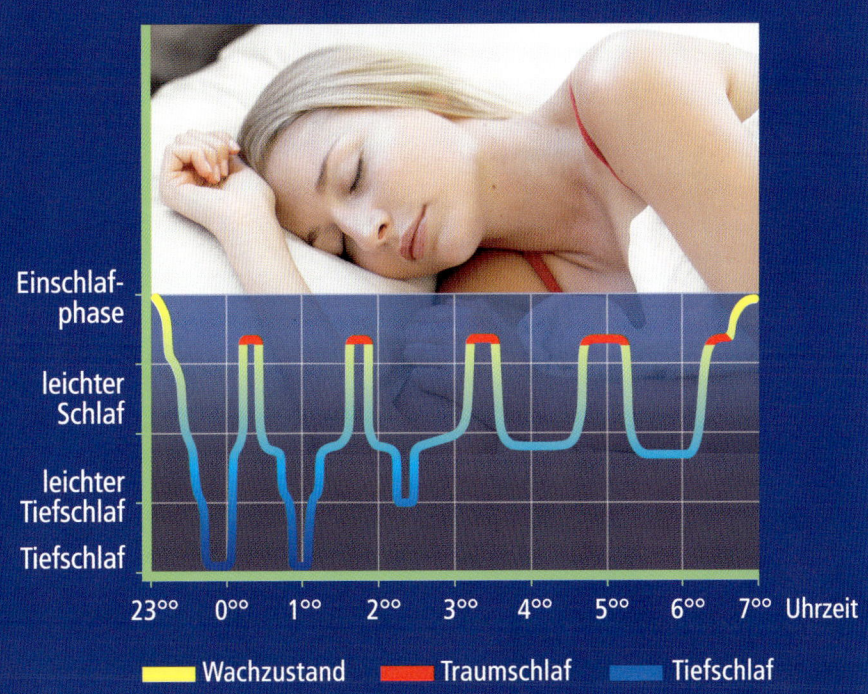

Der Schlaf ist kein einheitlicher Zustand, sondern wechselt zwischen verschiedenen Phasen mit mehr oder weniger Ruhe und Aktivität. Er gleicht eher einer Berg- und Talfahrt als einem gleichmäßigen Ruhezustand.

In der Schlafmedizin unterteilen wir den Schlaf in fünf verschiedene Phasen: Die Schlafstadien 1 und 2 (leichter Schlaf), das Stadium 3 (leichter Tiefschlaf) und das Stadium 4, den Tiefschlaf. Das fünfte Schlafstadium ist der Traumschlaf (REM-Schlaf). Eine typische Nacht, die gegen 23 Uhr beginnt, hat zwei bis drei Tiefschlafphasen in der ersten Nachthälfte. Unterbrochen wird der Tiefschlaf durch vier bis fünf Traumschlafphasen, die alle 90 Minuten wiederkehren und im Lauf der Nacht immer länger werden. Gegen Morgen liegt zwischen diesen Traumphasen nur noch leichter Schlaf. Normalerweise verträumen wir ein Viertel der Nacht – auch wenn wir das meist nicht mehr wissen – und liegen die Hälfte der Nacht in leichtem Schlaf, aus dem wir leicht erwachen.

Nachts aufwachen – völlig normal

In einer Nacht wachen wir durchschnittlich 28-mal auf. Wahrscheinlich sagen Sie sich jetzt: »Ich wache viel seltener auf.« Das wäre verständlich, aber nicht ganz korrekt. Würden Sie jedoch sagen: »Ich kann mich nicht erinnern«, dann widerspreche ich Ihnen nicht. Denn um zu merken, ob wir nachts wach geworden sind, müssen wir uns am Morgen daran erinnern. Wenn wir uns hingegen nicht daran erinnern, dann hat es für uns einfach nicht stattgefunden. Aber das ist eine Täuschung. Wir Schlafforscher können nämlich im Schlaflabor messen, ob ein Schläfer wach ist oder nicht. Wenn er uns dann am nächsten Morgen über die Nacht erzählt und wir unsere Messungen damit vergleichen, dann stimmt das sehr oft nicht überein.

Ein durchschnittlicher Schläfer wird pro Nacht 28-mal wach. Doch nur wenn wir länger als drei Minuten wach liegen, erinnern wir uns morgens daran – ein Relikt aus der frühen Evolution der Menschheit.

Trotzdem erinnern wir uns an bestimmte Wachzeiten im Bett. Wie passt das zusammen? Entscheidend ist letztlich die Dauer des jeweiligen Wachliegens, die bestimmt, ob wir uns daran erinnern, wach gelegen zu sein. Liegen wir länger als drei Minuten wach, erinnern wir uns morgens daran. Liegen wir dagegen kürzer wach, erinnern wir uns nicht daran und meinen, wir wären nicht wach gewesen.

Lebensrettender Alarm

Aber warum hat die Natur dieses nächtliche Wachwerden in unseren normalen Schlaf eingebaut? Die Antwort liegt schon in diesem Wort »Natur«, denn das Phänomen ergibt sehr wohl einen Sinn – in manchen Situationen. Dass wir diesen Sinn heute nicht mehr sofort erkennen, liegt an unserer Zivilisation und daran, dass wir heute nicht mehr fürchten müssen, nachts angegriffen zu werden. Doch das war während langer Zeiten in unserer menschlichen Entwicklung der Normalfall. Solange unsere Vorfahren in der Wildnis an einem ungeschützten Ort schlafen mussten, konnte es ein überlebenswichtiger Vorteil sein, wenn man nachts hin und wieder wach geworden ist und feststellen konnte, ob noch alles in Ordnung ist.

Bei Naturvölkern in Papua-Neuguinea schlafen die Männer heute noch nachts draußen um ein Feuer. Beobachtungen haben gezeigt, dass immer wieder einer der Schläfer wach wird, aufsteht, Holz nachlegt und nach wilden Tieren Ausschau hält. Da die einzelnen Männer zu unterschiedlichen Zeiten aufwachen, ist immer mindestens einer wach, während die anderen schlafen – ein perfektes Wach- und Alarmsystem. Es läuft »automatisch« ab, sodass keine Wachen eingeteilt werden müssen. Dieses spontane Erwachen erfüllt also eine wichtige Schutzfunktion. Diese Fähigkeit war wohl so bedeutend, dass die Evolution diesen Mechanismus tief in unser Gehirn eingegraben hat, sodass er heute noch funktioniert.

Sinnvoller Instinkt

In manchen Lebensabschnitten hat dieses archaische Überbleibsel auch heute noch seinen Sinn, etwa bei Müttern mit kleinen Kindern. Sie wachen nachts immer wieder auf, auch ohne dass das Baby einen Mucks getan hat. So können sie in regelmäßigen Abständen »instinktiv« überprüfen, ob mit ihrem Kind noch alles in Ordnung ist. Auch in fremder Umgebung aktiviert unser Körper wieder dieses Sicherheitssystem: Wir bleiben oft ungewollt wach, weil unser Gehirn auf eine erhöhte Wachsamkeit umschaltet, um die neue Umgebung zu prüfen. Das hat zur Folge, dass ich beispielsweise im Hotel schlechter schlafe als im eigenen Bett.

Normalfall Aufwachen

Bei Menschen, die Probleme mit dem Durchschlafen haben, kann diese Drei-Minuten-Grenze einen fatalen Teufelskreis in Gang setzen, denn drei Minuten sind lang genug, um beim ganz normalen nächtlichen Aufwachen wieder eine Durchschlafstörung zu vermuten. Vielleicht ärgert man sich dann, dass man wieder wach liegt, bleibt deswegen auch wach und bestätigt damit die eigene Befürchtung. Eine sich selbst erfüllende Prophezeiung: Weil wir befürchten, wach zu bleiben, bleiben wir wach. Die Hauptursache für diese Schwierigkeit beim Einschlafen liegt in dem völlig falschen Glauben, dass Durchschlafen normal und dass nächtliches Erwachen eine Störung sei. Doch wer akzeptiert, dass nächtliches Aufwachen normal ist, hat meistens kein Problem damit.

Keiner von uns schläft nachts durch. Wenn Sie also das nächste Mal nachts wach werden, denken Sie daran, dass das in Ordnung ist, drehen sich um und schlafen weiter.

Im mittelalterlichen Europa, aber auch noch in der Landbevölkerung im 20. Jahrhundert galt es als normal, dass man nach einem ersten Schlaf von drei bis vier Stunden für ein bis zwei Stunden wach lag. Dies wurde nicht als Störung empfunden, im Gegenteil. So heißt es in einem alten englischen Lied: »Wenn du aus dem ersten Schlaf erwachst, lass dir einen heißen Trunk bereiten, und wenn du aus dem nächsten Schlaf erwachst, wird jede Sorge dir entgleiten.«

HORMONE STEUERN DEN SCHLAF

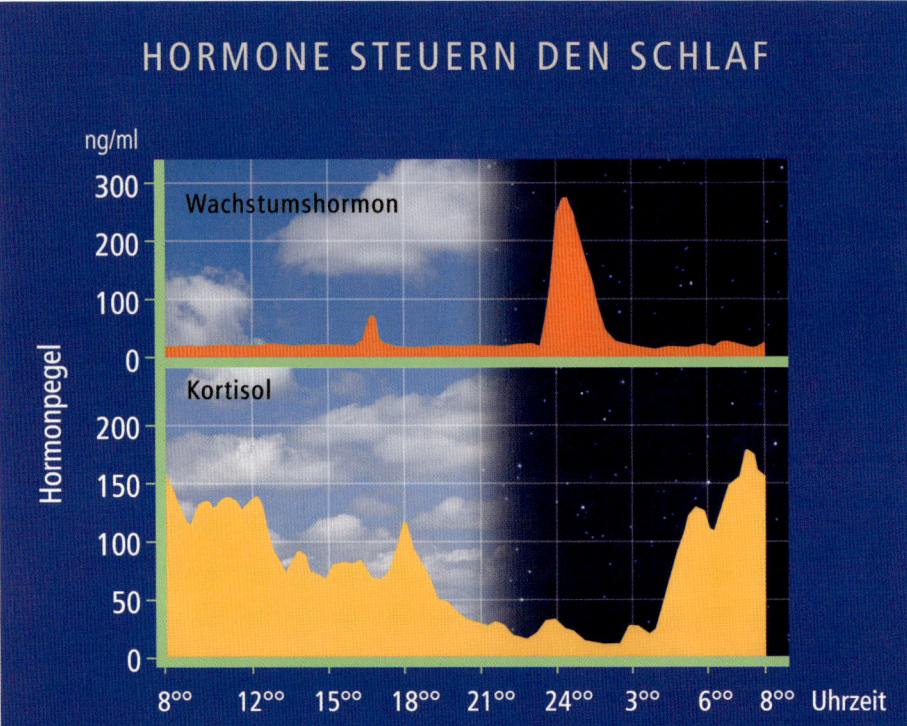

Ein ganzes Hormonorchester ist in der Nacht damit beschäftigt, uns fit für den nächsten Tag zu machen:

Das **Wachstumshormon** ist das wichtigste Hormon der Nacht. Es lässt Kinder ein Stück größer werden und regt bei Erwachsenen die Bildung neuer Körperzellen an, die auch sie täglich brauchen, für die Blutbildung, als Ersatz abgestorbener Hautzellen oder für die Wundheilung. Bei Erwachsenen ist es das Erholungshormon und besonders im Tiefschlaf aktiv.

Kortisol ist der Gegenspieler des Wachstumshormons. Schon mitten in der Nacht beginnt das Stresshormon mit dem Auf-wachprogramm, das sich ab 3 Uhr bis zum Morgen steigert. Es weckt uns auf und stoppt die Erholung.

Das Schlafhormon **Melatonin** leitet die Nacht ein. Es fördert aber auch schlechte Laune und nächtliche Grübeleien.

Das männliche Geschlechtshormon **Testosteron** braucht die Nacht, um in Aktion zu treten. Es baut Muskeln auf und stimuliert die Spermienproduktion.

Der natürliche Appetitzügler **Leptin** sorgt dafür, dass wir nachts keinen Hunger bekommen. Gegen Morgen verdrängt das Hungerhormon **Ghrelin** das Leptin und macht uns Appetit auf das Frühstück.

Die innere Uhr

Wenn wir mal eine ganze Nacht nicht geschlafen haben, werden wir wundersamerweise am Morgen nicht immer müder und müder, sondern – wieder wach! Das liegt daran, dass wir Tag und Nacht einem festen inneren Fahrplan folgen und so eine tägliche Achterbahnfahrt mit ausgeprägten Hochs und Tiefs erleben:

- Am leistungsfähigsten sind wir von 10 bis 12 Uhr vormittags und um 17 Uhr nachmittags.
- Um die Mittagszeit gegen 14 Uhr dagegen fährt unser Körper seine Leistungsbereitschaft etwas herunter, und wir erleben das wohl jedem bekannte kleine Tief nach dem Mittagessen.
- Unser absolutes Leistungstief haben wir nachts zwischen 3 und 4 Uhr, in der »Stunde des Wolfs«, wenn die Nacht am kältesten und dunkelsten ist (und laut Volksmund die Wölfe kommen). Wenn wir dann wach sind, ist unsere Wahrnehmung verzerrt, unsere Konzentrationsfähigkeit am Boden, und wir fühlen uns oft unwohl, weil unser Kreislauf jetzt nicht stabil arbeitet. Der ganze Organismus befindet sich in einem Tief, ist ausgesprochen labil und arbeitet höchst uneffektiv. Gott sei Dank schlafen wir meistens um diese Zeit.

Die tägliche Achterbahn registrieren wir nicht nur dadurch, dass wir uns müde oder wach, fit oder schlapp fühlen. Auch unser Schmerzempfinden ist morgens dreimal so hoch wie am Nachmittag, Medikamente wirken unterschiedlich, je nach Tageszeit der Einnahme, und auch andere Werte fahren auf der Achterbahn mit, etwa der Blutdruck, der morgens und abends hoch ist und dazwischen abfällt.

Wenn wir eine Nacht nicht geschlafen haben, dann werden wir wundersamerweise am Morgen nicht immer müder und müder, sondern – wieder wach! Das liegt daran, dass wir einem festen inneren Fahrplan folgen, der so genannten inneren Uhr.

Taktgeber für die innere Uhr

Ursache dieser Achterbahn sind biologische Rhythmen. Sie geben uns ein festes Zeitraster vor, das all unsere Funktionen beeinflusst – ob Stimmung, Leistungsfähigkeit, Körperkraft, Schmerzempfinden oder Schlaf. Unsere Zeiten sind uns vorgegeben. Mit diesen biologischen Rhythmen befasst sich die Wissenschaft der Chronobiologie (von griech. *chronos* = Zeit). Sie suchte anfangs nach dem großen Taktgeber im Leben und fand ein ganzes Orchester davon, in dem eine Menge Solisten sich aufeinander einstellt und abstimmt, sodass das Ganze eine grandiose Sinfonie des Lebens ergibt.

Schlafstudien im Kloster

Zu den biologischen Rhythmen begann in den 60er-Jahren eine legendäre Versuchsreihe im oberbayerischen Andechs. In einem unterirdischen Versuchsraum fanden sich dort immer wieder Freiwillige zusammen, die vier Wochen in absoluter Abgeschiedenheit gänzlich isoliert von der Umwelt und ohne natürliches Licht blieben, denn sie sollten nur ihren eigenen inneren Rhythmus leben. Uns Wissenschaftler, die dieses Projekt betreuten, interessierten dabei folgende Fragen: Welcher Schlaf- und Wachrhythmus stellt sich im Lauf der Zeit ein, wenn Menschen ohne äußere Einflüsse leben? Oder leben wir dann ohne jeden zeitlichen Halt?

Die innere Uhr geht nach

Eine innere Uhr legt den Rhythmus von Schlafen und Wachen und allen anderen Körperfunktionen fest. Aber: Da sie etwas nachgeht, benötigen wir das natürliche Licht, das als äußerer Uhrmeister unsere Uhr Tag für Tag ein Stückchen vorstellt.

Das Ergebnis: Schlafen und Wachen sowie alle anderen gemessenen Funktionen wie Körpertemperatur oder Leistungsfähigkeit verliefen weiterhin regelmäßig in einem ungefähren Tagesrhythmus. Es gibt also eine innere Uhr, die diesen Rhythmus festlegt. Aber: Sie geht etwas nach. Ein Tag dauert ohne äußere Einflüsse nicht mehr 24 Stunden, sondern eine Stunde länger. Verglichen mit der Uhrzeit und mit dem Kalender verschob sich also der innere Rhythmus der Versuchspersonen jeden Tag um eine Stunde nach hinten.

Das Licht als Uhrmeister

Dennoch werden wir im normalen Leben mit Tageslicht und Uhren und trotz der einen Stunde, die uns der äußere Tag weniger gönnt als unser innerer 25-Stunden-Tag, zur rechten Zeit müde. Das haben wir der Tatsache zu verdanken, dass die inneren Taktgeber jeden Tag angepasst werden. Ein äußerer Uhrmeister stellt also die Zeiger, die von Natur aus zu langsam laufen würden, jeden Tag ein bisschen vor. Dieser Uhrmeister ist das Tageslicht. Sobald es heller ist als 2500 Lux (also fünf- bis achtmal so hell wie bei Raumbeleuchtung), justiert er unsere innere Uhr. Doch von wo aus wird der natürliche Tagestakt vorgegeben, von einem Organ oder Organteil?

Der geheime Sitz der inneren Uhr

Die Suche nach der inneren Uhr konzentrierte sich auf das Gehirn, und dort fand man nach vielen Tierversuchen einen winzigen Nervenknoten über der Kreuzung der beiden Sehnerven, der verantwortlich ist für den rhythmischen Verlauf der Körperfunktionen. Er heißt in der Wissenschaftssprache suprachiasmatischer Nukleus, abgekürzt SCN. Schon glaubte man, die innere Uhr gefunden zu haben, zumal auch bald die Informationswege gefunden wurden, auf denen die »Uhr« die Zeitgebersignale von der Außenwelt empfängt und ihre Taktsignale an den Organismus weitergibt.

Die Signale der Außenwelt erhält der SCN von den Augen, und seine Anweisungen gibt er zunächst per Nervenbahnen an die Zirbeldrüse im Zwischenhirn weiter, die unter anderem das Hormon Melatonin produziert. Indem die Melatoninproduktion verstärkt oder gedrosselt wird, teilt die innere Uhr dem Körper mit, in welchem Rhythmus er vorzugehen hat. Das klang überzeugend. Die Uhr war gefunden – glaubte man.

Der Mensch – ein Uhren-Großkonzern

Aber dann kamen den Forschern Zweifel. Denn bei Tieren, denen der SCN entfernt worden war, stellte sich bald wieder ein Rhythmus ein. Außerdem fanden Chronobiologen auch, dass es gar kein »Organ« braucht, um einen Rhythmus im Körper zu erzeugen, sondern dass das sogar einzelne Körperzellen können. Praktisch jede Zelle in unserem Organismus besitzt die Fähigkeit, Tagesrhythmen zu erzeugen. Deswegen meinen Fachleute heute, dass wir nicht nur eine innere Uhr besitzen, sondern Milliarden davon in uns tragen. Die verschiedenen Uhren sind hierarchisch geordnet und jedes Organ, etwa die Leber oder die Niere, besitzt seine eigene Uhrengruppe, die auf die interne zeitliche Koordination in der Leber oder Niere achtet. Die Uhrengruppen in den Körperorganen und -zellen tauschen sich gegenseitig aus und halten sich ständig im Gleichtakt.

Fachleute meinen heute, dass wir nicht nur eine innere Uhr besitzen, sondern Milliarden. Die verschiedenen Uhren sind hierarchisch geordnet und jedes Organ, etwa die Leber, besitzt seine eigene Uhrengruppe.

Vorstandschef der inneren Uhren

Die oberste Steuereinheit aber ist der SCN im Gehirn. Wie der Dirigent eines vielstimmigen Orchesters gibt er den Takt vor und sorgt für den richtigen Einsatz der verschiedenen Instrumente. Dabei richtet er sich nach dem Licht und auch danach, was wir gerade tun und wie unsere Hormonlage ist. Außerdem ist er lernfähig, denn sonst könnten wir nie in andere Zeitzonen fliegen. Der SCN als »Oberuhr« und alle seine »Unteruhren« passen sich also wie ein Regelkreis den Umständen an.

Wie viel Schlaf brauchen wir?

Kurzfristig können wir mit wenig Schlaf auskommen. Nach einer Nacht mit zu wenig Schlaf sind wir höchstens gereizt und haben Konzentrationsprobleme. Auf Dauer geht das nicht. Wer ein Schlafdefizit aufbaut, setzt seine Gesundheit aufs Spiel. Das Stresshormon Kortisol bekommt Nacht für Nacht die Übermacht, die Abwehrkräfte

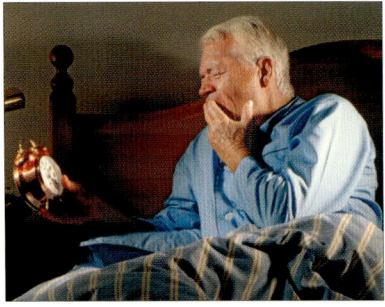

Wer Tag für Tag sein individuelles Schlafbedürfnis missachtet, lebt auf Dauer ungesund.

lassen nach. Weil das Wachstumshormon fehlt, werden alte Körperzellen nicht mehr schnell genug durch neue ersetzt, was schnell am Zustand der Haut sichtbar wird. Schlafmangel macht Falten. Der Stoffwechsel verändert sich, der Blutzuckerspiegel steigt, die Schilddrüse ist nicht mehr voll funktionstüchtig, die Verdauung gestört. Das alles wird umso schlimmer, je höher die Schlafschulden werden.

Der Körper holt sich den Schlaf, den er gerade braucht, wenn wir ihn lassen. Mehr als auszuschlafen bringt medizinisch hingegen keine Vorteile. Zu viel Schlaf kann sogar Krankheiten und Übergewicht zur Folge haben. Manche Menschen haben über längere Zeit ein übergroßes Schlafbedürfnis, und das kann ein Zeichen für eine Erkrankung sein, etwa für bestimmte Depressionen, eine Stoffwechselstörung oder eine ernsthafte Schlafstörung (siehe Seite 104). Wer sich also Sorgen in diese Richtung macht, sollte sich untersuchen lassen. Aber keine Sorge, behandeln lässt sich das alles.

Langschläfer und Kurzschläfer?

Lang- und Kurzschläfer bekommen gleich viel Tiefschlaf, jedoch haben Langschläfer mehr Traumschlaf und mehr leichten Schlaf. Ein Kurzschläfer bekommt also in kürzerer Zeit gleich viel Tiefschlaf. Der effektivere Schlaf des Kurzschläfers ist aber kein Grund, den Schlaf zu verkürzen, wenn wir uns ausgeschlafen besser fühlen. Wir können ja unser genetisches Erbe nicht vernachlässigen. Es gibt Kurz- und Langschläfer, so wie es auch schwarzhaarige und blonde Menschen gibt. Wir sollten uns nur darüber klar werden, welcher Schlaftyp wir sind, und unsere persönliche Schlafdauer danach richten. Und selbst das muss nicht für jede Nacht gelten. Außerdem wird aus manchem Langschläfer mit dem Alter ein Kurzschläfer.

Eulen und Lerchen

Es gibt sie, die Morgen- und die Abendtypen. Die Lerchen und die Eulen. Auch wahr ist: Aus einem Abendtyp lässt sich nicht so einfach ein Morgentyp machen und umgekehrt. Wer einer Eule das alte Sprichwort »Morgenstund hat Gold im Mund« vorhält, erntet bestenfalls ein müdes Lächeln, je nach Laune und Tageszeit aber auch schon mal bittere Verachtung. Eulen und Lerchen streiten sich mitunter gerne über das jeweils bessere Lebens- und Schlafmodell.

Die meisten Menschen gehören zum breiten Mittelfeld der Normalschläfer. Nur 15 Prozent lassen sich ganz eindeutig den Lerchen oder Eulen zuordnen.

Eine Frage des Erbes

Ob man zu den Eulen oder Lerchen zählt oder zur Gruppe der Normalschläfer, ist ganz wesentlich genetisch vorgegeben. Ein Gen mit dem Namen HPER2 zum Beispiel trägt die Informationen für einen Eiweißstoff, der jeden Tag in jeder Körperzelle produziert und wieder abgebaut wird und so einer der Taktgeber der inneren Uhren ist. Eine Veränderung in diesem Gen kann dazu beitragen, dass der innere Rhythmus etwas nach vorn verschoben wird, da die Tageslänge, die von der inneren Uhr vorgegeben wird, dann verkürzt ist. Menschen mit dieser Genvariante sind also eher Morgentypen. Doch die Erbanlagen sind nicht der einzige Grund dafür, dass jemand als Lerche oder als Eule lebt. Das Alter und die Lebensumstände spielen auch eine große Rolle.

Aus einem Abendtyp lässt sich nicht so einfach ein Morgentyp machen und umgekehrt. Denn ob man zu den Eulen oder Lerchen zählt oder zur Gruppe der Normalschläfer, ist ganz wesentlich genetisch vorgegeben.

Teenager als Abendtyp

Vor allem junge Menschen zwischen 16 und 25 Jahren neigen zum Eulentum. Abgesehen vom sozialen Druck, möglichst oft nachts zu feiern und vormittags zu schlafen, spielt hier auch die innere Uhr eine Rolle. Offenbar verändert sie dann vorübergehend ihre Eigenschaften. Mit Mitte 20 legt sich das dann oft ganz von allein, auch weil in dieser Phase der Berufsalltag für die jungen Leute beginnt.

Mit dem Älterwerden verändert sich später dann auch die innere Uhr: Die biologischen Tage für ältere Menschen werden kürzer und sie tendieren immer mehr zu früherem Aufstehen. So werden selbst einstige Langschläfer zum Morgentyp.

Die erste Nachthälfte

23⁰⁰–0⁰⁰ Uhr

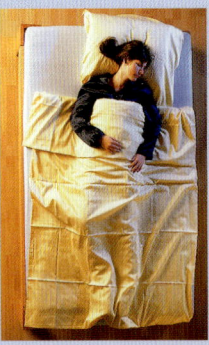 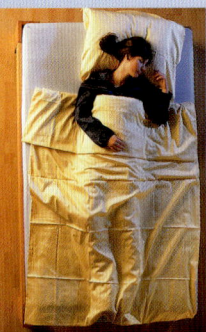 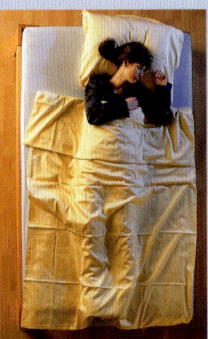 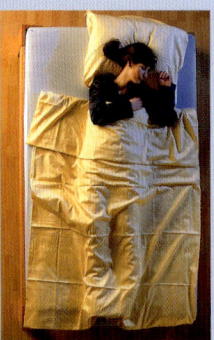

Einschlafen: *Aus der Schläfrigkeit wird Schlaf. Wir gleiten über mehrere Stufen sanft in die Welt des Tiefschlafs und der Erholung. Die wenigen Bewegungen hören bald auf. Wir atmen ruhig und langsam.*

0⁰⁰–1⁰⁰ Uhr

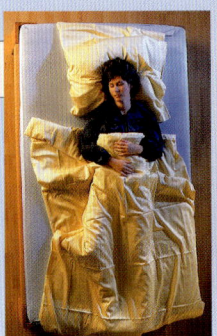 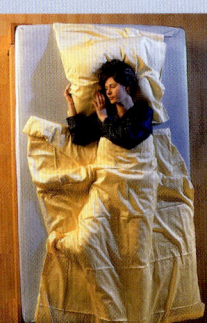 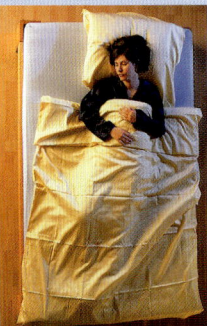 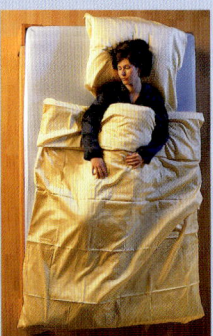

Tief schlafen: *Aus der tiefen Ruhe wird vorübergehend Unruhe. Wir träumen den ersten kurzen Traum, bewegen uns dabei, drehen uns um und fallen gleich wieder in tiefen Schlaf.*

1⁰⁰–2⁰⁰ Uhr

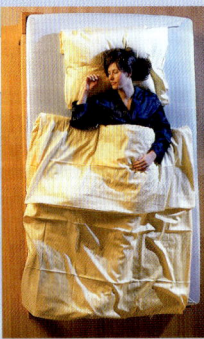 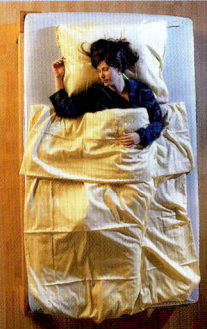 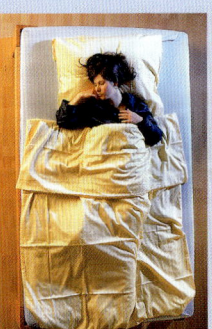 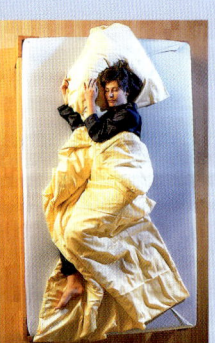

Erholen: *Der Körper ist nun auf maximale Erholung geschaltet. Durch sparsame Bewegungen helfen wir ihm unbewusst, sich abzukühlen. Der nächste Traum kommt, diesmal schon länger und intensiver.*

Die zweite Nachthälfte

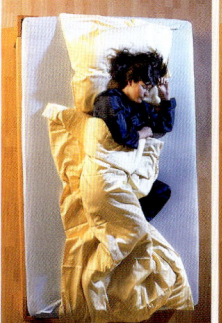 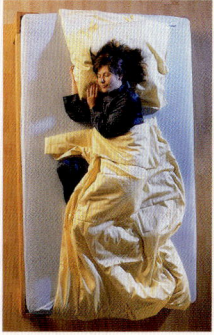 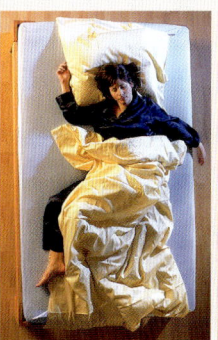 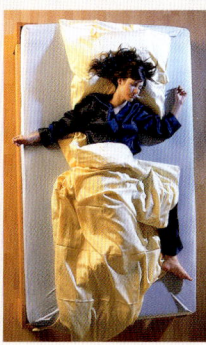

2⁰⁰–3⁰⁰ Uhr

Auftauchen: *Nach dem zweiten Traum verflacht unser Schlaf. Wir beginnen jetzt schon, langsam aus der Erholung aufzutauchen. Wir werden unruhiger und drehen uns öfter um.*

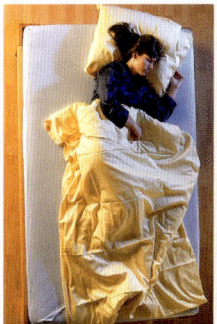 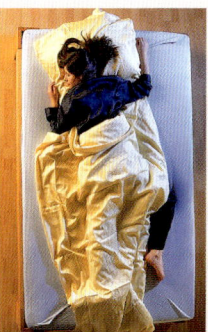 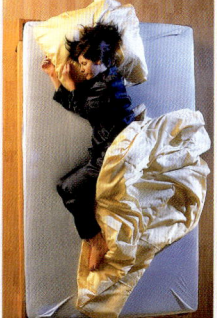 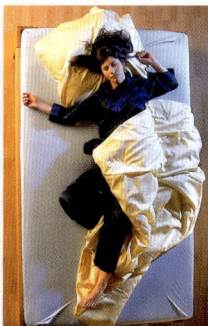

3⁰⁰–5⁰⁰ Uhr

Träumen: *Zur biologischen Geisterstunde beginnt die Zeit der wilden Träume. Wir werfen uns hin und her und wachen zwischendurch immer wieder auf. Oft wissen wir am Morgen nichts davon.*

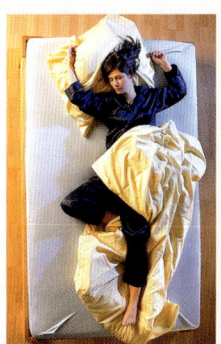 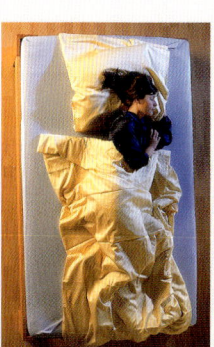 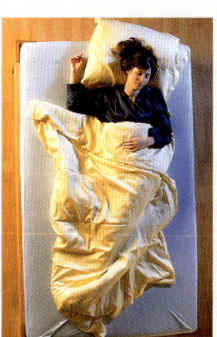 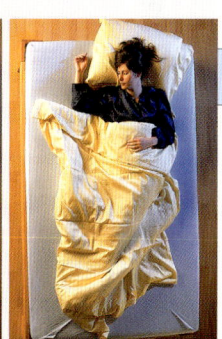

5⁰⁰–7⁰⁰ Uhr

Aufwachen: *Wir schlafen nur noch oberflächlich und träumen unseren wildesten, letzten Traum. An ihn werden wir uns wahrscheinlich erinnern. Aus dem letzten, unruhigen Schlaf wachen wir auf.*

Zu spät ins Bett, zu früh raus

Ein Abend mit Freunden, eine Party oder die Arbeit, die sich in den Abend zieht – wir kommen immer mal wieder später ins Bett, und das schadet ja auch nicht. Denn unser Körper schaltet wie an jedem Abend auf »schlafen«, wenn die gewohnte Zeit gekommen ist. Bei den meisten Menschen ist das gegen 23 Uhr. Die Körpertemperatur fällt dann ab, das Melatonin (siehe Seite 14) tritt auf den Plan, und all die anderen Nachthormone versuchen, ihr Werk zu beginnen. Deshalb meldet sich unterschwellig auch der Wunsch, schlafen zu gehen, aber durch Ablenkung oder Anregung überbrücken wir die aufkommende Müdigkeit. Trotzdem »fährt« der Körper sein Nacht- programm. Wahrnehmung und Leistungsfähigkeit sind dann einge- schränkt, dafür ist die Selbsteinschätzung umso positiver – ganz schlecht für nächtliches Autofahren, aber optimal, um zu feiern.

Auch wenn wir die Müdigkeit erfolgreich unterdrücken, läuft das Nachtprogramm unseres Körpers ab. Wahrnehmung und Leistungsfähigkeit sind dann einge- schränkt, dafür ist die Selbsteinschätzung umso positiver.

Die biologische Geisterstunde

Wenn wir länger als bis 3 Uhr morgens durchhalten, dann haben wir den toten Punkt überwunden, der zwischen 3 und 4 Uhr kommt, zu unserer biologischen Geisterstunde. Das ist der Tiefpunkt unserer Leistungsfähigkeit und Wahrnehmung. Dann ist die Stimmung schlecht und harmlose Eindrücke, ob erlebt oder geträumt, werden bedrohlich. Die gemeinhin als Geisterstunde bezeichnete Zeit zwi- schen Mitternacht und 1 Uhr ist für uns völlig bedeutungslos, wir werden erst ab 3 Uhr zu »kleinen Monstern«. Sind wir aber nach die- ser Geisterstunde immer noch wach, dann geht es mit der Müdigkeit wieder abwärts und mit der Wachheit wieder aufwärts.

Der tote Punkt

Und das ist oft das Problem. Wir kommen erschöpft, aber aufgedreht nach 3 Uhr nach Hause und möchten jetzt gerne umso schneller schlafen, um das Versäumte nachzuholen. Wir legen uns ins Bett, gähnen wohlig und – können nicht einschlafen. Denn nun wird das Stresshormon Kortisol (siehe Seite 14) aktiv, von der inneren Uhr angetrieben, die bereits wieder auf »wacher werden« geschaltet hat. Erschwerend kommt hinzu, dass der Schlaf nun ja nicht mehr das ist, was er noch Stunden vorher gewesen wäre. Je später wir zu Bett gehen, umso weniger Erholung kann der Schlaf also noch bieten.

Der Preis der langen Nacht

Damit wir für unser spätes Schlafengehen nicht auch noch mit Schlaflosigkeit bestraft werden, sollten wir also darauf achten, dass wir vor dem berühmten toten Punkt ins Bett gehen – dann funktioniert zumindest das Einschlafen.

Die 3-Uhr-Grenze gilt für den statistischen Durchschnittsschläfer, der um 23 Uhr abends zu Bett geht. Wer an normalen Tagen regelmäßig erst um 1 Uhr schlafen geht, bei dem liegt die biologische Geisterstunde entsprechend später, also um 5 Uhr. Diese Verschiebung stellt sich nach rund vier Tagen ein. Wer aber nur einmal später schlafen geht, erlebt seine Geisterstunde trotzdem um 3 Uhr.

Normalerweise schlafen wir am Morgen nach einer kurzen Nacht nicht länger als sonst. Unsere innere Uhr schaltet wie üblich auf wach und kümmert sich nicht darum, wie lange wir geschlafen haben. Falls uns der Alkohol doch länger in einem Leichtschlaf hält, schlafen wir länger, aber dieser Schlaf ist nicht mehr wirklich erholsam.

Nach einer langen Nacht sollten Sie gar nicht erst versuchen, länger zu schlafen, sondern zur normalen Zeit aufstehen. Keine Angst – wenn so etwas nur selten vorkommt, ist das überhaupt kein Problem.

Das Beste ist es deswegen nach einer langen Nacht, gar nicht zu versuchen, länger zu schlafen, sondern zur normalen Zeit aufzustehen und sich klar zu machen, dass dieser Tag eben nur auf Sparflamme läuft. Keine Angst – mit einer verkürzten Nacht wird unser Körper besser fertig, als viele meinen.

In aller Herrgottsfrüh

Die Nacht vorn zu verkürzen, hat meistens einen angenehmen Anlass, und wir tun das freiwillig. Aber wer steht schon morgens um 4 Uhr auf, wenn er nicht muss? Abgeschnitten wird in diesem Fall der zweite Teil des Schlafs durch das grausame Piepsen des Weckers, und das ist weniger schwerwiegend, als die erste Hälfte zu kappen, gegen Morgen ist der Schlaf ja leichter.

Allzu viel Erholung fehlt also nicht durch sehr frühes Aufstehen – falls wir bis dahin normal geschlafen haben. Aber darin besteht die Krux. Wenn wir nur selten so früh rausmüssen, dann liegt dem schon ein besonderes Ereignis zugrunde, das uns am Abend vorher beschäftigt und uns womöglich erst recht spät einschlafen lässt. Es wäre also eigentlich besser, wenn wir gar nicht wüssten, dass wir am nächsten Morgen so früh raus müssen. Da das aber schlecht geht, ist es am besten, zu normalen Zeiten zu Bett zu gehen, oder sogar etwas später, um wenigstens gut einzuschlafen.

Krank, dumm und dick durch zu wenig Schlaf

Länger schlafen – länger leben?

Eine sehr große, über viele Jahre durchgeführte amerikanische Untersuchung hat ergeben, dass die meisten der Personen, die sieben bis acht Stunden schliefen, am Ende des untersuchten Zeitraums länger lebten. Wer weniger schlief, hatte statistisch gesehen eine geringere Lebenserwartung. Verblüffenderweise stellte sich dabei aber auch heraus, dass Personen, die im Schnitt länger als acht Stunden schliefen, ebenfalls eine höhere Sterblichkeitsrate aufwiesen. Leben Langschläfer also auch ungesund? Nicht unbedingt, denn hier haben möglicherweise andere Faktoren mitgewirkt. Zudem ist nicht geklärt, ob die Menschen krank wurden, weil sie lange schliefen, oder ob sie so lange schliefen, weil sie krank waren.

Als »gesündeste« Schlafdauer haben sich sieben Stunden erwiesen. Das ist aber ein Mittelwert – wer etwas kürzer oder länger schläft, sollte sich nicht beunruhigen.

Lernen im Schlaf

Wer für eine Prüfung lernen muss, tut gut daran, anschließend zu schlafen, egal ob in der Nacht oder am Tag. Denn danach kann das vorher Gelernte besser wiedergegeben werden als ohne Schlaf. Hirnforscher haben auch eine Erklärung dafür: Während wir schlafen, werden die Erfahrungen und somit auch das Erlernte von unserem Gehirn wiederholt. Hieraus lässt sich auch der Umkehrschluss ziehen, dass zu wenig Schlaf diesen Speichervorgang stört und wir Gelerntes leichter vergessen. Deswegen muss man zwar nicht gleich dumm werden, auf jeden Fall aber weniger klug.

Abnehmen im Schlaf

Schlafen macht auch eine gute Figur. Neuere Studien aus den USA haben belegt, dass Schlafstörungen zu Übergewicht führen können. Das geht auf das Hormon Ghrelin zurück, das für Hungergefühl sorgt, dessen Produktion aber im Schlaf unterdrückt wird. Wenn wir zu wenig schlafen, steigt der Ghrelin-Spiegel an, und wir bekommen Hunger. Gleichzeitig wird dann weniger Leptin ausgeschüttet, ein weiteres Hormon, das für ein Sättigungsgefühl sorgt. Die Folge: Die Ursache für Übergewicht kann in schlechtem Schlaf liegen. Dennoch ist meine Erfahrung mit all jenen, die Schlafprobleme haben, dass sie eher unter- als übergewichtig sind. Ich vermute, dass diese Menschen sehr unter Stress stehen und dass er hier mehr ausmacht.

Schlafen Sie sich gesund!

Sobald wir uns eine Erkältung einfangen, werden wir müde und schlapp. Es zieht uns ins Bett, wo wir schlafen, schlafen, schlafen. Denn dann kommt unsere körpereigene Abwehr so richtig auf Touren: Die Milliarden von Zellen, die unser Immunsystem bilden, sind sehr mobil und über den ganzen Körper verteilt. Die weißen Blutkörperchen gehören dazu, die Lymphgefäße, aber auch die Rachenmandeln. Gemeinsam mit den Antikörpern im Blut und mit speziellen Botenstoffen erkennt und bekämpft das Immunsystem Eindringlinge in den Körper wie Bakterien, Viren oder Parasiten. Außerdem macht es als Biopolizei auch körpereigene Übeltäter unschädlich, zum Beispiel erste Krebszellen.

Dass wir müde werden, sobald wir krank zu werden drohen, ist eine sinnvolle Reaktion. Im Schlaf kann das Immunsystem seine Arbeit mit voller Kraft und ungestört aufnehmen. Deswegen kann zu Beginn einer Infektion mehr Schlaf die Abwehr unterstützen, vor allem der Tiefschlaf.

Die Stunden des Immunsystems

Damit es das wirkungsvoll tun kann, braucht es Schlaf. Denn am Tag benötigen wir viel Energie für unsere körperliche und geistige Arbeit, für die Wahrnehmung unserer Umwelt und für die Reaktion darauf. Im Schlaf dagegen werden diese Energien frei und das Immunsystem kann seine Arbeit mit voller Kraft und ungestört aufnehmen. Deswegen kann zu Beginn einer Infektion mehr Schlaf die Abwehr unterstützen, vor allem der Tiefschlaf. Wer dann trotzdem weiterarbeitet, bezahlt diese Rücksichtslosigkeit gegenüber sich selbst oft damit, dass die Infektion so richtig ausbricht.

Müdigkeit als Warnsignal

Oft spüren wir die Müdigkeit ja schon, bevor die Nase läuft oder der Hals kratzt. Insofern kann plötzlich auftretende Müdigkeit, der keine Ursache zuzuordnen ist, ein Warnsignal sein – Schonung ist angesagt. Ist dieser erste Teil der Abwehr erfolgreich, dann geht es uns bald wieder besser, und wir haben, möglicherweise ohne es zu merken, eine Infektion überstanden. Wir waren lediglich etwas müde.

Haben wir es aber mit einem hartnäckigen Eindringling zu tun oder mit sehr vielen, dann müssen wir stärkere Geschütze auffahren. Dann wird die Körpertemperatur bis zum Fieber erhöht, das Stresshormon Kortisol wird in die Blutbahn geschickt, und dann kann es passieren, dass wir plötzlich schlecht schlafen, obwohl wir todmüde sind und Erholung bitter nötig haben.

WELCHER SCHLAFTYP SIND SIE ?

Wer gut schlafen möchte, sollte über seinen Schlafrhythmus Bescheid wissen. Dieser Test hilft Ihnen herauszufinden, ob Sie ein Morgen- oder ein Abendtyp sind, ob Sie viel oder wenig Schlaf brauchen und ob Sie zu den Leicht- oder Tiefschläfern zählen. Lesen Sie alle Fragen, kreuzen Sie jeweils eine zutreffende Antwort an und werten Sie anschließend auf Seite 28 den Fragebogen selbst aus.

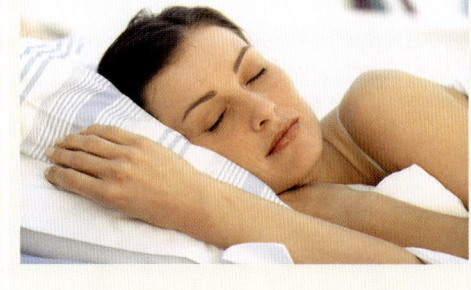

1. MORGEN- ODER ABENDTYP

A. Wann gehen Sie wochentags zu Bett?

Vor 21.00 Uhr	0
21.00 bis 22.00 Uhr	1
22.00 bis 23.00 Uhr	2
23.00 bis 24.00 Uhr	2
24.00 bis 1.00 Uhr	3
Später	4

B. Gehen Sie am Wochenende deutlich später zu Bett?

Nein	0
Ja	4

C. Wann stehen Sie wochentags auf?

Vor 6.00 Uhr	0
6.00 bis 7.00 Uhr	1
7.00 bis 8.00 Uhr	3
8.00 bis 9.00 Uhr	4
Später	4

D. Stehen Sie am Wochenende deutlich später auf?

Nein	0
Ja	4

E. Wie würden Sie sich einschätzen?

Morgentyp	0
Eher Morgen- als Abendtyp	1
Weder noch	2
Eher Abend- als Morgentyp	3
Abendtyp	4

F. Wann sind Sie tagsüber fit?

6.00 bis 9.00 Uhr	0
9.00 bis 12.00 Uhr	2
12.00 bis 15.00 Uhr	3
15.00 bis 18.00 Uhr	4
18.00 bis 21.00 Uhr	4

2. KURZ- ODER LANGSCHLÄFER

G. Wie lange schlafen Sie pro Nacht?

Weniger als 6 Stunden	0
6 bis 8 Stunden	1
9 Stunden und mehr	3

H. Wie lange möchten Sie gern pro Nacht schlafen?

Weniger als 6 Stunden	0
6 bis 8 Stunden	1
9 Stunden und mehr	3

I. Möchten Sie wochentags länger schlafen?

Nein	0
Ja	2

J. Wie lange schlafen Sie am Wochenende?

Kürzer/gleich lang wie wochentags	0
Länger als wochentags	1

K. Wie fühlen Sie sich tagsüber, wenn Sie zu wenig geschlafen haben?

Fit wie sonst auch	0
Müde	2

L. Wie würden Sie sich selbst einschätzen?

Kurzschläfer	0
Durchschnittlicher Schläfer	1
Langschläfer	2

3. LEICHT- ODER TIEFSCHLÄFER

M. Schlafen Sie Ihrer Meinung nach gut?

Ja	0
Meistens	1
Nein	2

N. Haben Sie Schlafprobleme?

Nein	0
Manchmal	1
Ja	2

O. Wie schätzen Sie Ihren Schlaf ein?

Tief	0
Normal	2
Leicht	4

P. Können Sie gut einschlafen?

Ja	0
Meistens	1
Nein	3

Q. Sind Sie mit der Dauer Ihres Schlafs zufrieden?

Ja	0
Meistens	1
Nein	3

R. Fühlen Sie sich tagsüber ausgeschlafen?

Ja	0
Meistens	2
Nein	3

DIE AUSWERTUNG

Hier lesen Sie, welcher Typ Sie sind – gehören Sie zu denen, die morgens gleich putzmunter aus dem Bett springen, die mit weniger als sechs Stunden Schlaf pro Nacht auskommen und die bei dem leisesten Geräusch hochschrecken? Oder gehören Sie zu denen, die erst gegen Mittag zu großer Form auflaufen, lieber lange ausschlafen und sich auch sonst nicht so leicht aus der Nachtruhe bringen lassen? Ob Morgen- oder Abendtyp, ob Kurz- oder Langschläfer – die Unterschiede zwischen den Menschen sind biologisch begründet und uns schon mit in die Wiege gelegt. Wenn man aber weiß, welcher Typ man ist, kann man sich sein Leben danach einrichten. Geradezu normal ist es auch, dass man mal schlechter schläft, deshalb muss noch lange keine ernsthafte und behandlungsbedürftige Schlafstörung vorliegen.

1. MORGEN- ODER ABENDTYP

0–4 Punkte: Als Morgentyp ist für Sie vor allem der Tagesbeginn und der frühe Vormittag die beste Zeit, um Ihre täglichen Aufgaben anzugehen. Dann sind Sie nämlich voller Schwung und guter Laune. Am frühen Abend sinken Sie allerdings bald in ein deutliches Stimmungs- und Leistungstief. Sie gehen lieber früh zu Bett und stehen früh auf. Dieser Typ wird Lerche genannt, da er schon, wie die Lerche, früh am Morgen »sein Lied singt«.

5–13 Punkte: Sie sind weder Abend- noch Morgentyp, und die Tageszeit stellt für Sie kein Problem da. Sie sind morgens und abends gleichermaßen fit und damit sehr flexibel, was Ihre Tageseinteilung betrifft – ein Allrounder sozusagen.

14–24 Punkte: Als Abendtyp haben Sie nicht nur Schwierigkeiten, morgens aufzustehen, sondern überhaupt am Vormittag in Gang zu kommen. Nachmittags geht es Ihnen schon besser, und am Abend leben Sie erst so richtig auf. Sie gehen gern spät zu Bett und sollten sich deshalb für einen Beruf entscheiden, in dem man etwas länger schlafen kann. Dieser Typ wird Eule genannt, da er vor allem abends und nachts aktiv ist.

2. KURZ- ODER LANGSCHLÄFER

0–3 Punkte: Sie sind ein extremer Kurzschläfer und schlafen höchstens sechs Stunden. Wenn Sie trotz der Kürze Ihrer Nacht am Tag »gut drauf« und leistungsfähig sind, ist alles in Ordnung – Sie kommen einfach mit weniger Schlaf aus und sollten sich auch nicht von Ihrer Familie oder Umgebung von Ihren Schlafgewohnheiten abbringen lassen. Sind Sie am Tag hingegen häufig nicht fit, ist das ein erster Hinweis auf eine Schlafstörung, dem Sie nachgehen sollten.

WARUM SCHLAFEN WIR EIGENTLICH?

4–5 Punkte: Als moderater Kurzschläfer reicht Ihnen eine Schlafdauer zwischen sechs und sieben Stunden, gelegentlich schlafen Sie aber auch einmal etwas länger. In beiden Fällen sind Sie aber tagsüber fit und brauchen eigentlich nicht mehr Schlaf.

6–7 Punkte: Sie sind ein durchschnittlicher Schlaftyp, bei Ihnen liegt die Schlafdauer meist zwischen sieben und acht Stunden. Wenn Sie es zeitlich einrichten können, tendieren Sie dazu, auch einmal länger zu schlafen. Wenn Sie kürzer schlafen, macht sich das tagsüber meist bemerkbar.

8–11 Punkte: Als moderater Langschläfer brauchen Sie auf jeden Fall mindestens acht Stunden und neigen auch dazu, am Wochenende länger im Bett zu bleiben. Trotzdem können Sie gelegentlich auch einmal kürzer schlafen, ohne sich tagsüber allzu schlapp und müde zu fühlen.

12–13 Punkte: Sie sind ein extremer Langschläfer und schlafen durchschnittlich länger als neun Stunden. Lassen Sie sich von Ihrem Partner oder Ihrer Familie nicht davon abbringen – Sie brauchen einfach mehr Schlaf als andere. Wenn Sie sich das auch im Alltag erlauben können, umso besser. Auch Winston Churchill und Albert Einstein leisteten sich das. Manchmal.

3. LEICHT- ODER TIEFSCHLÄFER

0–6 Punkte: Sie sind einer der wenigen Glücklichen, für die Schlaf kein Thema ist. Sie schlafen hervorragend. Genießen Sie weiter die Nächte in Morpheus' Armen. Selbst wenn Sie hin und wieder mal nicht ein- oder durchschlafen können, ist das für Sie kein Grund zur Sorge.

7–12 Punkte: Ihr Schlaf wird immer wieder mal gestört, Sie können aber trotzdem ganz zufrieden sein. Solange Ihre Leistungsfähigkeit und Ihre Stimmung am Tag nicht deutlich beeinträchtigt sind, kann man auch hier noch nicht von einer Schlafstörung sprechen. Versuchen Sie aber, Ihre Einstellung zum Schlaf zu verbessern: Wenn Sie ab und zu nicht schlafen können, kann Ihr Körper meist problemlos damit umgehen. Liegen Sie hingegen wach und regen sich darüber auf, sollten Sie die Tipps zur Schlafhygiene ab Seite 30 und ab Seite 54 ausprobieren.

13–17 Punkte: Leider ist die Schlafqualität bei Ihnen schlecht. Aber auch das muss noch lange nicht bedeuten, dass eine behandlungsbedürftige Schlafstörung vorliegt. Um das herauszufinden, sollten Sie gleich den weiteren Test zur Diagnose von Schlafstörungen ausfüllen (siehe Seite 112). Auf jeden Fall sollten Sie sich die Kapitel »Geregelter Tag – gute Nacht« und »Anleitung zum guten Schlaf« genau durchlesen und Ihr Verhalten im Tagesverlauf, am Abend und in der Nacht verändern. Ihr Schlaf kann durch Ihr Zutun beeinflusst werden: Gehen Sie es aktiv an, Sie verbessern damit Ihren Schlaf und beugen einer chronischen Schlafstörung vor!

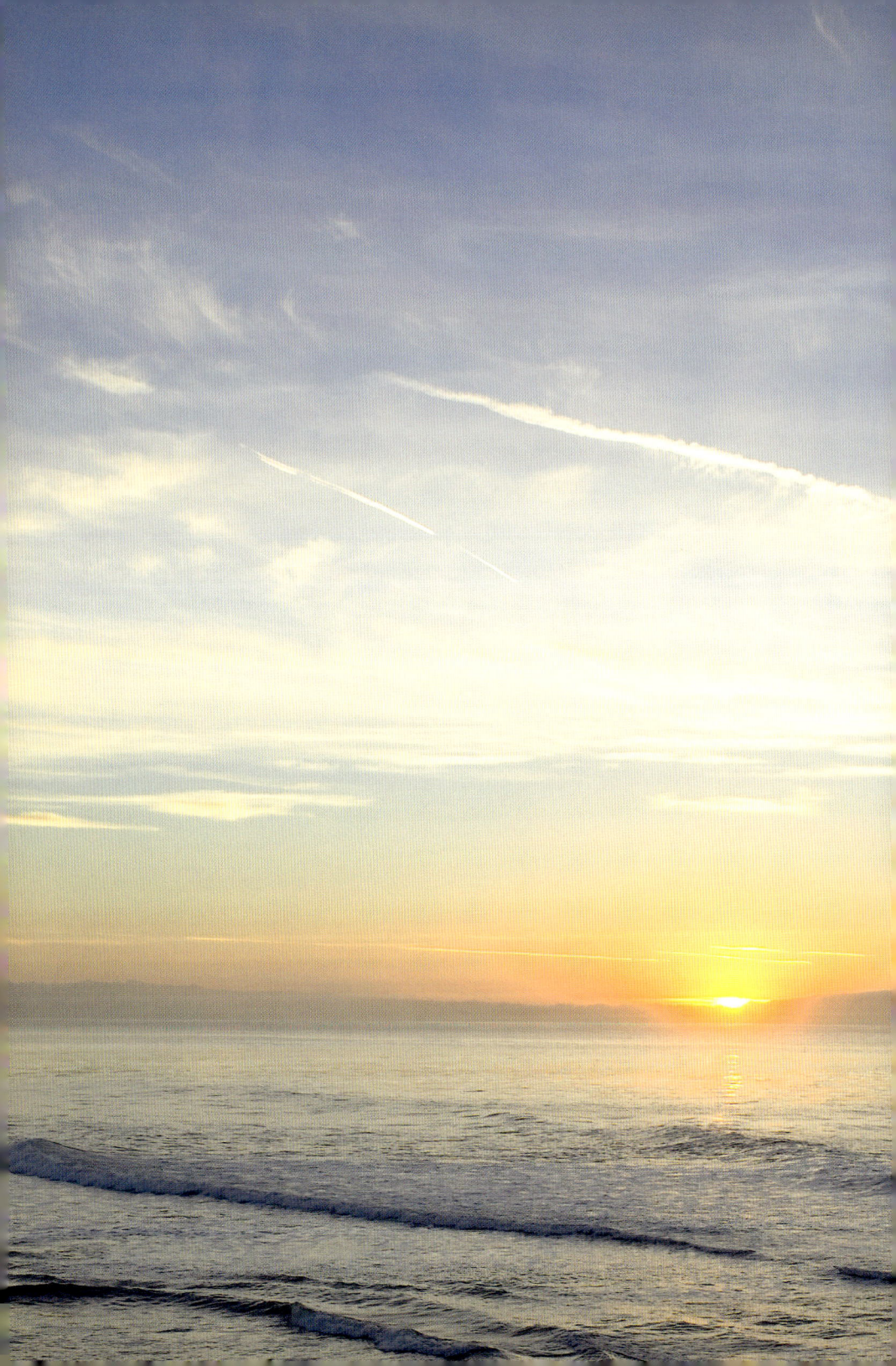

Geregelter Tag – gute Nacht

Wie das Aufstehen morgens leichter fällt und warum ein geregelter Tagesablauf für guten Schlaf in der Nacht sorgt. Wie Sie mit Müdigkeit am Tag umgehen sollten und welchen Einfluss Essen und Trinken auf den Schlaf haben. Weshalb Bewegung für einen erholsamen Schlaf so wichtig ist. Mit vielen Tipps für Schichtarbeiter und gegen Jetlag.

Guten Morgen!

Gehören Sie zu der Minderheit, die sich glücklich schätzen kann, morgens leicht aus dem Bett zu kommen? Dann können Sie das Folgende erst einmal überspringen. Die meisten allerdings haben immer wieder Probleme mit dem morgendlichen Aufstehen. In der Regel können sie ja nicht aufstehen, wann sie wollen. Die große Mehrheit steht dann auf, wenn der Wecker klingelt und zur Arbeit ruft, oder dazu, die Kinder rechtzeitig für die Schule zu wecken. Und meistens empfinden sie das als zu früh. Wenn Sie morgens nur schwer wach werden, kann das eine ganze Reihe von Gründen haben, die ich Ihnen hier näher erläutern möchte:

Wenn Sie morgens nur schlecht aus dem Bett kommen, sind Sie vielleicht ein Abendtyp. Dann ist es leider Ihre biologische Ausstattung, die Sie davon abhält, den Tag beschwingt zu beginnen.

1. Sie sind ein Abendtyp. Dann ist es leider Ihre biologische Ausstattung, die es Ihnen schwer macht, den Tag mit Leichtigkeit und viel Energie zu beginnen. Ihr Kortisolspiegel ist morgens um 7 Uhr, wenn der Wecker klingelt, noch nicht hoch genug, um Sie aus dem Bett springen zu lassen.

2. Sie sind im falschen Schlafabschnitt geweckt worden. Klingelt der Wecker zu einer Zeit, in der Sie gerade im Tiefschlaf oder in einer benachbarten Schlafphase stecken, dann haben Sie Probleme mit dem Aufwachen. Schlafen Sie aber gerade zum Weckzeitpunkt leicht, sind Sie schon bald fit.

3. Sie haben sehr schlecht geschlafen. Wenn der Tiefschlaf zu flach oder kurz ausfällt, versucht der Körper, das Versäumte gegen Morgen nachzuholen. Es könnte auch sein, dass Sie eine unbemerkte Schlafstörung haben.

4. Nicht die zurückliegende Nacht ist das eigentliche Problem, sondern der kommende Tag. Sie wissen vielleicht, dass Belastungen, Ärger oder Stress auf Sie zukommen. Aus Angst, den Tag nicht in den Griff zu bekommen, wehren Sie sich innerlich dagegen, überhaupt erst damit anzufangen. Oder Sie haben keine Arbeit und keine Kinder, die Ihrem Tag eine Struktur vorgeben und auch keinen eigenen Plan für den Tag. Auch das kann dazu führen, dass Sie morgens nur schwer aus den Federn kommen.

5. Sie haben morgens einfach immer schlechte Laune oder keinen rechten Antrieb für den Tag. Vielleicht neigen Sie generell eher zu gedrückter Stimmung und brauchen einfach länger, bis Ihnen zum ersten Mal zum Lächeln zumute ist.

Aufstehen auch in aller Frühe

Andere haben genau das umgekehrte Problem: Sie liegen morgens schon lange wach und wären froh, bis zum Weckerläuten schlafen zu können. Oft sind das schlicht nur Morgentypen, für die es lediglich früher an der Zeit wäre, aufzustehen. In welchem Punkt auch immer Sie sich möglicherweise wieder erkannt haben: Kein Grund zur Sorge! Sie können etwas tun, um Ihren Morgen so zu gestalten, dass Sie den Tag angemessen beginnen können (siehe Seite 34).

Mehr Energie durch Licht

Wir Menschen sind tagaktive Lebewesen. Das Licht ist der wichtigste Taktgeber für unsere innere Uhr, und eine gut eingestellte innere Uhr ist eine der wichtigsten Voraussetzungen für einen guten Schlaf. Das können wir uns zunutze machen, um den Schlaf zu verbessern:

Halten Sie sich so lange wie möglich tagsüber draußen auf. Tageslicht ist mit 2000 bis 150.000 Lux selbst bei trübem Wetter immer heller als künstliches Licht. Mindestens 20 Minuten pro Tag sollten Sie sich diese »Lichtdusche« gönnen, die Ihrem Schlaf gut tut und darüber hinaus Ihre Stimmung nachweislich verbessert. Außerdem bildet die Haut unter Lichteinfluss das lebensnotwendige Vitamin D.

Versuchen Sie auch, alle Räume möglichst hell auszuleuchten und die Vorhänge aufzuziehen. Für die dunklere Jahreszeit gibt es auch spezielle Lampen, die das nötige Licht erzeugen und sich zur Behandlung eignen. Sie können sie im medizinischen Fachhandel kaufen oder sich auch verschreiben lassen. Je nach Kasse werden die Kosten des Lichttherapiegeräts übernommen. Solche Speziallampen müssen, damit sie wirksam werden, mindestens 2500 Lux erzeugen, was eine normale Lampe nicht kann. Schädliches UV-Licht wird bei diesen Lampen herausgefiltert, ansonsten geben sie das normale Lichtspektrum ab. Dabei scheint sich gerade herauszustellen, dass kurzwelliges blaues Licht um 450 Nanometer Wellenlänge wirksamer ist als weißes Licht mit dem gesamten sichtbaren Spektrum. Die Bestrahlung sollte täglich 30 Minuten lang mit 10.000 Lux oder zwei Stunden lang mit 2500 Lux erfolgen, mindestens zwei Wochen lang – immer nur am Morgen, nicht am Abend. Um morgens wach zu werden, gibt es auch spezielle Lichtwecker. Zur eingestellten Uhrzeit läuten sie nicht, sondern regeln das Licht hoch, sodass es nach kurzer Zeit sehr hell wird, und man selbst sehr wach.

Schlafen und Wachen sowie alle anderen Körperfunktionen verlaufen sehr regelmäßig in einem ungefähren Tagesrhythmus. Eine innere Uhr legt diesen Rhythmus fest. Aber: Da sie etwas nachgeht, benötigen wir das natürliche Licht, das als äußerer Uhrmeister unsere Uhr Tag für Tag ein Stückchen vorstellt.

> LEICHTER AUFSTEHEN

1. **Nicht gleich aus dem Bett springen.** Bleiben Sie noch ein paar Minuten liegen, nachdem der Wecker Sie aus Morpheus' Reich geholt hat, aber bitte – Augen auf. Körper und Geist benötigen ihre Zeit, um in den Wachzustand zu schalten.

2. Falls Sie nicht ohnehin ohne Läden und Vorhänge schlafen: **Vorhang auf**, Rollladen hoch, Jalousien öffnen und Licht herein lassen. Oder im Winter: **Licht an**, und zwar möglichst helles, auch wenn es schwer fällt. Denn Licht ist ein ganz natürlicher Bio-Wecker. Sie können sich auch einen Licht-Wecker kaufen, der anstatt zu klingeln langsam immer mehr Licht verbreitet, bis es Sie schließlich aufweckt.

3. Schalten Sie **Musik** an. Solche, die Sie mögen und die Sie munter macht. Fangen Sie leise damit an und lassen Sie sie erst allmählich lauter werden, das hilft besser als ein Lärmschock am Morgen.

4. Wenn Sie den Verdacht haben, dass Sie immer wieder zum **falschen Zeitpunkt** aufgeweckt werden, können Sie entweder den Wecker eine Viertel- bis halbe Stunde früher stellen (später geht ja meist nicht), damit er Sie aus einer leichteren Schlafphase holt. Stattdessen können Sie sich aber auch nach 5,5 Stunden Schlaf, nach 7 Stunden oder nach 8,5 Stunden Schlaf wecken lassen. Inzwischen gibt es sogar Schlafphasenwecker, die leichten Schlaf erkennen und Sie dann wecken.

5. Wenn Sie **wach liegen**, bevor Sie eigentlich aufstehen wollen, dann probieren Sie aus, wie es ist, wenn Sie unmittelbar dann aufstehen, wenn Sie aufwachen. Beobachten Sie, wie Ihr Tag abläuft, vielleicht brauchen Sie nun einen Mittagsschlaf. Wenn Ihr Tag es zulässt, dann gönnen Sie sich ihn. Jeder muss dabei seinen individuellen Rhythmus finden.

6. Beim Aufstehen sollten Sie noch nicht an den Tagesablauf denken. Konzentrieren Sie sich auf das **Naheliegende**: aufstehen, duschen, um den Kreislauf in Schwung zu bringen, und frühstücken.

7. Stehen Sie früh genug auf, damit Sie **genügend Zeit** haben, den Morgen zu genießen. Ein schönes Frühstück, Zeitung lesen und erst dann langsam an den Tagesplan denken, den Sie sich schon am Abend zuvor zurechtgelegt haben.

8. Was immer der Tag bringt, sehr wichtig ist Ihre **Einstellung**, mit der Sie an den Tag herangehen. Egal was kommt, nutzen Sie die Zeit. Überlegen Sie sich, was Sie am Abend einem anderen erzählen würden, wie der Tag gelaufen ist. Sie brauchen das Gefühl, am Tag etwas getan, etwas geschafft zu haben. Ob das nun angenehme Arbeit, Unangenehmes oder ein freier Tag war. Machen Sie es bewusst und das auch bei einem Tag, den Sie zum Faulenzen auserkoren haben, den brauchen Sie nämlich hin und wieder auch.

Struktur am Tag – Ruhe in der Nacht

Wenn wir nachts regelmäßig schlafen möchten, geht das kaum, ohne tagsüber auch nach bestimmten Zeitregeln zu leben. Denn unser Körper ist ein unglaublich lernfähiges Wesen, das sich alles merkt: wann wir aufgestanden sind, wann wir gegessen haben und wann wir sportlich aktiv waren. Natürlich nicht jedes einzelne Mal, aber wenn wir zu bestimmten Zeiten immer bestimmte Dinge tun, dann stellt sich der Körper auch rechtzeitig darauf ein. Unser Körper weiß, wann er aktiv sein soll und wann entspannt. Und diesen Mechanismus können wir uns zunutze machen, um dem Körper beizubringen, nachts richtig zu schlafen. Die wichtigsten Einflüsse auf den inneren Rhythmus des Körpers, die wir selbst nutzen, sind:

1. Wann wir aufstehen und wann wir zu Bett gehen,
2. wann wir essen und
3. wann wir körperlich aktiv sind.

Je regelmäßiger wir diese Zeiten einhalten, umso deutlicher folgt unser Körper einem stabilen Rhythmus und gibt uns Ruhe- und Aktivitätszeiten vor. Wenn Sie also nachts regelmäßiger schlafen möchten, sollten Sie zuerst auf diese regelmäßigen Zeiten am Tag achten. Nicht jeder kann sich danach richten, aber je öfter, desto besser.

Jeder nach seinem biologischen Tagesrhythmus

Die regelmäßigen Zeiten können Sie natürlich festlegen, wie Sie möchten und wie es am besten in Ihren Tagesablauf passt. Am besten ist es aber, diese Zeiten so auszurichten, dass es zu Ihrem biologischen Tagesrhythmus passt. Wenn Sie morgens gern Sport treiben, tun Sie das. Geht es Ihnen abends besser dabei, ist auch das in Ordnung. Sie sollten nur nicht ständig wechseln. Versuchen Sie auch nicht, während Ihrer biologischen Tagestiefs geistige oder körperliche Hochleistungen zu vollbringen. Arbeiten Sie vor allem am Vormittag und am späteren Nachmittag so konzentriert wie möglich, denn da liegen unsere aktivsten Zeiten. Nutzen Sie insbesondere das Tief kurz nach Mittag, um sich zu entspannen, und entspannen Sie sich regelmäßig. Der menschliche Körper ist nicht dafür geschaffen, stundenlange Hochleistungen zu vollbringen. Missachten wir dieses und überdrehen unseren körperlichen Motor, dann können wir auch abends schlechter abschalten.

Den Tagesablauf sollte man möglichst nach seinem biologischen Rhythmus planen. Wenn Sie morgens gern Sport treiben, tun Sie das. Geht es Ihnen abends besser dabei, ist auch das in Ordnung. Sie sollten nur nicht ständig wechseln.

Abwechslung in den Pausen

Planen Sie deswegen tagsüber regelmäßige Pausen ein, die wirklich Ihnen gehören und in denen Sie versuchen sollten, möglichst unproduktiv zu sein und abzuschalten. Dabei reichen zehn Minuten völlig, ganz optimal ist es, die Pausen alle eineinhalb Stunden vorzusehen. Während dieser zehn Minuten sollten Sie etwas anderes tun als die Tätigkeit, die Sie gerade ausüben. Wer am Computer arbeitet, braucht dann keine Computerspielchen, sondern eher ein Gespräch oder einen kleinen Rundgang. Körperlich arbeitende Menschen sollten sich hinsetzen und vielleicht Zeitung lesen. Menschen, die viel kommunizieren, sollten für diese zehn Minuten das Telefon abschalten und für Ruhe sorgen.

Mittags abschalten

Eine ausreichend lange Mittagspause von mindestens einer halben Stunde ist ebenfalls wichtig. Wenn Sie mit Kollegen zu Mittag essen, reden Sie nicht über die Arbeit, sondern suchen Sie bewusst das lockere Gespräch über Gott und die Welt, über Ihre Freizeitaktivitäten oder die Familie. Wenn Sie mit Ihrer Familie mittagessen, dann reden Sie mit den Kindern, die gerade aus der Schule gekommen sind, nicht über das Lernprogramm vom Nachmittag, sprechen Sie stattdessen lieber über ihre Erlebnisse am Morgen. Wenn Sie können, gehen Sie nach dem Essen noch eine Runde spazieren oder machen Sie ein Nickerchen. Dazu brauchen Sie kein Bett, sondern nur Ungestörtheit. Ein Schläfchen machen kann man auch am Schreibtisch, sofern der allein in einem Büro steht. Man nickt kurz weg und wacht nach wenigen Minuten wieder auf. Das reicht völlig, um dem biologischen Rhythmus gerecht zu werden. Länger als eine halbe Stunde sollte der Mittagsschlaf sowieso nicht dauern, da wir sonst in den Tiefschlaf sinken und danach nur schwer wieder wach werden.

> **> Tipp**
>
> Nur im Takt bleiben wir intakt. Stehen Sie deswegen möglichst immer zu festen Zeiten auf und gehen Sie ebenso regelmäßig zu Bett, essen Sie zu festen Zeiten und treiben Sie zu festen Zeiten Sport.
>
> Wenn es Ihnen schwer fällt, machen Sie sich einen Tagesplan. Gestalten Sie Ihren persönlichen Tagesablauf entsprechend Ihrem biologischen Rhythmus. Nutzen Sie Ihre Hoch-Zeiten für Aktivitäten und Ihre Tiefs wirklich zur Entspannung.
>
> Planen Sie Zeiten für Pausen ein, mindestens drei an einem vollen Arbeitstag, besser fünf.
>
> Wenn Sie es einrichten können, gönnen Sie sich einen kurzen Mittagsschlaf.

Gespräche nach dem Mittagessen

Meistens sind wir nach dem Mittagessen erst einmal richtig müde. Doch die wenigsten können mit der Fortsetzung der Arbeit warten, bis sie sich wieder fit fühlen. Versuchen Sie deshalb, nach der Mittagspause möglichst anregende Dinge zu tun, etwa Kollegen zu treffen. Kurze Besprechungen oder Telefonate fördern die Aktivität und bereiten dadurch das Nachmittagshoch vor. Ich persönlich lege meine Telefonate zum Beispiel immer auf den frühen Nachmittag. Wenn wir es so schaffen, im Einklang mit der inneren Uhr zu leben, können wir den Tag besser nutzen – und nachts besser schlafen.

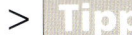

> **Tipp**

Um herauszufinden, welcher Tagesablauf für Ihren Schlaf am besten ist, können Sie ein Schlaftagebuch führen. Notieren Sie darin den Zeitpunkt von Hauptmahlzeiten, körperlichen Aktivitäten, Schlaf und auch, wie Sie geschlafen haben. Nach einigen Wochen kann Ihnen das Tagebuch wichtige Hinweise auf die zukünftige Gestaltung Ihrer Tage und Nächte geben.

Struktur in den Tag bringen

Die meisten Menschen leiden eher unter einem zu strikt vorgegebenen Tagesablauf. Arbeit oder Familie haben ihre Notwendigkeiten und legen fest, wann wir aufstehen, wann wir essen, wann wir uns entspannen können. Sich innerhalb eines straff durchgeplanten Tages die nötigen Freiräume zur Entspannung zu schaffen ist keine leichte Aufgabe, aber auch nicht unmöglich. Menschen, die damit kämpfen, können sich oft gar nicht vorstellen, wie viel schwieriger es sein kann, Struktur in einen unstrukturierten Tag zu bringen. Viele Arbeitslose und Rentner wissen, wovon ich rede. Warum zu einer festen Zeit aufstehen, wenn keiner wartet? Die Antwort kann lauten: weil es Ihnen hilft, nachts besser zu schlafen.

Wenn wir es schaffen, im Einklang mit unserer inneren Uhr zu leben und unsere biologischen Rhythmen zu berücksichtigen, können wir den Tag besser nutzen – und nachts besser schlafen.

Ein Plan für jeden Tag

Versuchen Sie einmal, sich einen Rahmenplan für Ihren Alltag zu erstellen. Tragen Sie ein, wann Sie aufstehen wollen, wann Sie essen möchten und wann Zeit für Bewegung ist. Lassen Sie Platz für das, was für Sie Arbeit ist, vielleicht der Garten oder Behördengänge. Überlegen Sie sich, was Sie für Ihre Aktivitäten brauchen. Das fördert das Gefühl, am Tag etwas geschafft zu haben, und erhöht die Zufriedenheit und damit die Entspannung am Abend. So ein Tagesplan ist auch für Menschen mit depressiven Verstimmungen hilfreich.

Ernährungstipps für einen guten Schlaf

Da auch unsere Verdauung in einem bestimmten Rhythmus abläuft, sind die Mahlzeiten ein wichtiger Taktgeber für die innere Uhr. Deshalb können wir durch regelmäßiges und richtig gewähltes Essen und Trinken einiges für einen erholsamen Schlaf tun.

Die gute alte Langsamkeit

Die Verdauung braucht nach einer Mahlzeit jeweils vier Stunden, bevor sie an die Feinverwertung gehen kann. Diesen Prozess sollten wir nicht durch zusätzliche größere Zwischenmahlzeiten stören: Ein gutes Maß sind drei bis höchstens vier Mahlzeiten am Tag.

Wenn wir nach einem anstrengenden Bürotag das Abendessen hungrig in uns hineinschlingen, essen wir zu viel, denn das Sättigungsgefühl braucht Zeit, sich zu entwickeln, und hält mit unserem Esstempo nicht Schritt. Unzureichend gekautes Essen kann von den Fermenten des Mundspeichels zu wenig vorverdaut werden, und die großen unzerkauten Speiseteile belasten Magen und Darm. Dass man so nicht gut schlafen kann, kann man sich leicht vorstellen.

Frühstück und Mittagessen als Hauptmahlzeiten

Frühstücken dürfen Sie, was Sie wollen, aber Sie sollten es tun. Ob Sie dazu Tee oder Kaffee trinken, bleibt Ihrer persönlichen Vorliebe überlassen. Wach machen beide. Das Frühstück und das Mittagessen sollten die Hauptmahlzeiten des Tages sein, nicht das Abendessen. Da wir vormittags meistens mehr leisten als zu allen anderen Zeiten des Tages, benötigen wir mittags schon bald einen Nachschub an Energie. Achten Sie darauf, dass die Hauptenergie- und Fettzufuhr morgens und mittags geschieht und nicht auf den Abend rutscht. Das ist vor allem für Leber und Galle entscheidend, die nachts wichtige Entgiftungsarbeit leisten und wertvolle Eiweißstoffe aufbauen müssen. Auch Obst, Rohkost oder Salat sollten möglichst schon mittags auf Ihrem Speiseplan stehen, denn Rohkost ist ballaststoffreich, erzeugt natürlicherweise mehr Darmgase und benötigt die ganze Aufmerksamkeit des Verdauungstrakts.

Je später, desto leichter

Das Abendessen ist die Mahlzeit, die dem Schlaf am nächsten liegt und die daher den größten Einfluss auf den Schlaf hat. Wenn wir aber zu schwer und zu viel essen, haben unser Magen und Darm zu einer Zeit Schwerarbeit zu leisten, zu der sie eigentlich zur Ruhe kommen sollten. Fettreiches Essen am Abend ist nicht empfehlenswert, weil bei der Verbrennung von Fett im Körper weitaus mehr an Energie freigesetzt wird als bei Eiweiß oder bei Kohlenhydraten. Fett fordert außerdem Leber und Galle heraus, die ihre Kraft in der Nacht aber für Entgiftungs- und Aufbauarbeiten brauchen.

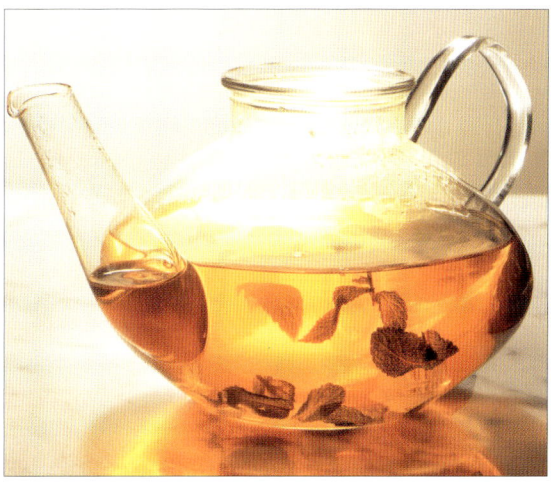

Abends wenig Fleisch und wenig Zucker

Wer abends ein Steak verzehrt, tut seinem Körper ebenfalls nichts Gutes, denn Fleischfasern gehören zu den schwer verdaubaren Nahrungsbestandteilen. Einfache Kohlenhydrate wie Zucker sollte

Bitte bis zum Nachmittag ausreichend trinken: Die besten Durstlöscher sind Früchte- und Kräutertees oder Wasser.

man ebenso in größeren Mengen meiden, denn ein Überangebot an Kohlenhydraten wandelt der Körper über Nacht in Fettdepots um.

Schlafstörer im Abendessen

Es gibt eine Reihe von Nahrungsmitteln, die den Schlaf direkt stören können, etwa weil sie Blähungen verursachen, weil sie schwer im Magen liegen oder weil sie aktivierende Stoffe enthalten. Sie sollten bei all jenen, die Probleme mit ihrem Schlaf haben, von der Speiseliste gestrichen werden. Dazu gehören fettes Fleisch, Bratkartoffeln, hart gekochte Eier, Kohl oder Kraut und alle Arten von Rohkost, denn alles, was roh ist, muss mechanisch stärker zerkleinert werden, um an die Nährstoffe zu gelangen.

Das ideale Schlummermenü

Was also ist geeignet als Schlummermenü? Ideal ist eine leichte Mahlzeit, die reich ist an komplexen Kohlenhydraten, etwa an Stärke. Nudeln, Kartoffeln oder Reis machen müde, verkürzen die Einschlafdauer und sorgen für mehr Tiefschlaf. Auch Suppen und Eintöpfe (Ausnahme: Bohneneintopf) oder ein nicht zu fetter Fisch geben eine ideale Abendmahlzeit ab, dazu gegartes Gemüse. Ein warmer Grießbrei mit etwas Zucker und Zimt ist auch geeignet.

Meistens sind es die kleinen alltäglichen Dinge, die über unser Wohlbefinden entscheiden. Viele meiner Patienten, die ihre Essgewohnheiten geändert haben, waren überrascht, welchen Einfluss das auf ihren Schlaf hatte.

Zeit lassen für die Verdauungsarbeit

Dem Abendessen kommt außer der Nahrungsaufnahme aber noch eine andere wichtige Bedeutung zu. Es ist ein soziales Ereignis in der Familie oder unter Freunden und so dient es als ideale Trennmarke zwischen dem aktiven Tag und dem entspannten Abend. Bitte legen Sie das Abendessen aber zeitlich möglichst so, dass zwischen Essen und Schlafengehen möglichst viel Zeit liegt. Ideal wären vier Stunden, denn das entspricht unserem körpereigenen Verdauungsrhythmus. Daneben trägt dies dazu bei, in der Nacht kein Fett anzusetzen. Bei einer durchschnittlichen Zu-Bett-Geh-Zeit von 23 Uhr bedeutet das, dass man am besten zwischen 18 und 19 Uhr zu Abend isst. Wer das nicht schafft, etwa weil er zu lange gearbeitet hat, sollte dennoch dafür sorgen, dass ein Minimum von zwei Stunden Abstand zwischen Essen und Schlaf liegt.

Fettes Fleisch, Bratkartoffeln, hart gekochte Eier, Kohl, Kraut und alle Arten von Rohkost sollten bei all jenen, die Probleme mit ihrem Schlaf haben, am Abend von der Speiseliste gestrichen werden. Sie verursachen Blähungen, liegen schwer im Magen oder enthalten aktivierende Stoffe.

Koffein am Nachmittag

Wann und wie viel wir trinken, ist weniger bedeutend für den Schlaf als das Essen. Dennoch gibt es einige Punkte, auf die wir auch im Hinblick auf den Schlaf achten sollten: Eine Tasse Kaffee oder Tee morgens und nach dem Mittagessen macht uns fit für den Tag und für den Nachmittag. Beides unterstützt unseren natürlichen biologischen Rhythmus. Das gilt allerdings nur für schwarzen oder für grünen Tee, nicht für alle anderen Aufgüsse aus Kräutern oder Früchten, denn diese enthalten keine Wachmacher. Das Koffein verhilft uns zu einem angeregten Blutkreislauf, steigert die Flüssigkeitsausscheidung über die Nieren und verbessert kurzzeitig die Durchblutung des Gehirns. Tee hat die unangenehme Eigenschaft, dass die anregenden Substanzen eine wesentlich längere Verweildauer im Körper haben und daher viele nicht besonders gut schlafen, wenn sie nachmittags Tee getrunken haben. Nach etwa 15 Uhr sollte im Allgemeinen Schluss sein mit der Koffeinzufuhr, denn dann kann sich der Wachmacher schon negativ auf die Entspannung am Abend auswirken. Dabei sollten wir daran denken, dass Koffein auch in Schokolade und Kakao, in Cola und in Energy Drinks enthalten ist. Eine Ausnahme gibt es allerdings: Menschen mit niedrigem Blutdruck schlafen häufig nach einer Tasse Kaffee am Abend besser als ohne, denn bei ihnen normalisiert das Koffein den Blutdruck, was für den Schlaf förderlich ist.

Abends wenig trinken, am besten Milch

Bitte trinken Sie ausreichend, am besten Wasser oder Früchte- und Kräutertees. Versuchen Sie aber, Ihren Flüssigkeitsbedarf hauptsächlich am Morgen und am Mittag zu decken, da Sie sonst nachts manchmal aufstehen und zur Toilette müssen. Das ideale Gute-Nacht-Getränk ist ein Glas warme Milch mit Honig. Ein Eiweißbestandteil aus der Milch, die Aminosäure Tryptophan, hilft offenbar gegen Schlafstörungen. Diese Aminosäure braucht der Körper für den Aufbau des schlaffördernden Botenstoffs Serotonin. Der Löffel Honig fördert zudem den Einstrom des Tryptophans in die Blutbahn.

Schlafstörer Alkohol

Wer Probleme mit dem Schlaf hat, sollte einmal versuchen, ohne Alkohol auszukommen. Beschränken Sie Ihren Konsum zumindest auf ein Glas Wein oder Bier am Abend. Alkohol lässt uns zwar schneller einschlafen, stört aber die Erholung im Schlaf, weil die natürliche Regulation von Tief- und Traumphasen durcheinander gerät. Alkohol ist ein Narkotikum, und kein Mensch fühlt sich nach einer Narkose erfrischt, nur weil er unheimlich tief weggesunken war!

Wundermittel Sport und Bewegung

Der Unterschied zwischen Leben und Tod ist Bewegung, sagen Sportmediziner und sie haben Recht. Wer sich nicht bewegt, wird auf Dauer krank. Wer abends nicht auch körperlich müde ist, wird nicht gut schlafen. Was das für den einzelnen Menschen heißt, kann sehr verschieden sein, je nach Alter, Kondition und Möglichkeiten. Das kann für den einen schon ein strammer Spaziergang sein, der andere braucht eine anstrengende Trainingsstunde dafür. Wichtig ist, dass dabei der Kreislauf auf Trab gebracht wird. Um zu wissen, wann das der Fall ist, haben Sportmediziner den »optimalen Trainingspuls« als Maß gesetzt. Diesen Puls sollten Sie innerhalb von fünf Minuten erreichen und eine halbe Stunde lang halten (siehe Kasten, Seite 43).

Optimal für Körper und Psyche

Die doppelte Wohltat durch körperliche Bewegung hängt mit mehreren Faktoren zusammen. Zum einen führt Sport direkt zu einer Verlängerung des Tiefschlafs, in dem wir uns ja am besten erholen.

Trinken ist weniger bedeutend für den Schlaf als das Essen. Dennoch nehmen koffeinhaltige Getränke, was und wie viel wir abends trinken und Alkohol Einfluss auf unseren Schlaf.

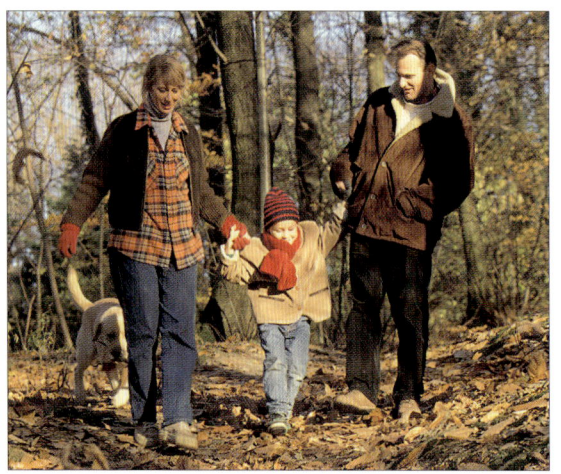

Danach kann der Schlaf kommen: Ein Abendspaziergang macht Ihren Kopf leerer, die Lungen freier und den Magen leichter.

Zum anderen hilft gerade regelmäßige Bewegung zu bestimmten Tageszeiten auch bei der Justierung unserer inneren Uhr, denn Sport bedeutet Aktivität und somit eine eindeutige Wachphase.

Durch körperliche Anstrengung ermüden wir unseren Körper und bauen auch seelische Spannungen ab, was gerade am frühen Abend von großem Nutzen für die anstehende Entspannungsphase ist. Wer abends mit dem Rad von der Arbeit nach Hause fährt oder den Fitnessclub aufsucht, weiß, dass der Tag dabei abgearbeitet wird. Eine meiner Patientinnen antwortete auf meinen Rat, mehr Sport zu treiben: »Das kann ich nicht, ich muss mich tagsüber schonen, weil ich so schlecht schlafe.« Genau das Gegenteil ist der Fall! Gerade wer schlecht schläft, sollte seinen Körper ermüden. Wann und wie Sie sich bewegen, ist relativ egal. Hauptsache, Sie tun es. Ein paar Tipps, die sehr einfach umzusetzen sind, möchte ich Ihnen dennoch geben:

1. **Auf dem Weg zur Arbeit:** Wenn es die Entfernung zulässt, fahren Sie so oft wie möglich mit dem Fahrrad zur Arbeit. Sie werden wacher im Büro ankommen als bisher und kommen abends entspannter zu Hause an. Wenn Sie mit dem Auto fahren müssen, parken Sie es etwas weiter weg, sodass Sie noch eine Strecke zu Fuß gehen. Aus dem gleichen Grund können Sie eine Station früher aus dem Bus oder der U-Bahn steigen.

2. **Im Büro:** Stehen Sie so oft wie möglich auf. Besuchen Sie Kollegen, anstatt zu telefonieren. Telefonieren Sie im Stehen. Lassen Sie den Lift links liegen und steigen Sie Treppen, vor allem aufwärts. Wenn Sie Probleme mit den Knien haben, benutzen Sie nur abwärts den Aufzug. Anstelle Ihres Schreibtischstuhls können Sie sich einen beweglichen Sitz zulegen, auf dem Sie immer das Gleichgewicht halten müssen. Das stärkt die Muskeln und schafft fast unbemerkt Bewegung.

3. **In der Freizeit:** Versuchen Sie, mindestens zweimal pro Woche Ihren Kreislauf mindestens eine halbe Stunde lang auf Trab zu bringen. Dabei gilt: Lieber öfter als länger. Es bringt wesentlich mehr, dreimal in der Woche jeweils 30 Minuten zu trainieren, als einmal zwei Stunden. Was Sie dabei tun, ist für den Schlaf nicht so wichtig. Ideal sind alle Ausdauersportarten wie Laufen, Radfahren, Schwimmen oder im Winter Langlaufen. Je mehr Spaß es Ihnen macht, desto besser. Wenn Sie es im Freien tun und dabei gleichzeitig Tageslicht tanken, umso besser. Die ideale Tageszeit ist für die meisten Menschen der Nachmittag, manche bevorzugen aber auch den frühen Morgen. Richten Sie sich dabei ganz nach Ihren persönlichen Vorlieben.

Sport führt nicht nur zu einer Verlängerung des Tiefschlafs, in dem wir uns ja am besten erholen, regelmäßiger Sport zu bestimmten Tageszeiten hilft auch bei der Justierung unserer inneren Uhr.

4. **Im Haus:** Wenn Sie an das Haus gebunden sind und etwa wegen der Kinder nicht wegkönnen, dann schaffen Sie sich ein Trainingsgerät an, zum Beispiel ein Fahrradergometer oder einen Crosstrainer. Diese stellen Sie dann am besten vor den Fernseher, damit Sie sich während des Trainings ablenken können und Ihnen das Training kürzer vorkommt. Zu meiner Verblüffung habe ich von meinen Patienten schon öfter gehört, dass sie, wenn sie nicht schlafen können, ein paar Runden auf dem Zimmerfahrrad drehen. Anschließend gehen sie dann wieder ins Bett und schlafen weiter.

5. **Am Abend:** Ein wahres Zaubermittel ist der abendliche Spaziergang, sowohl am frühen Abend als auch nach dem Abendessen. Wer einen Hund hat und deswegen noch mal rausmuss, hat ein probates Mittel, um den inneren Schweinehund zu überwinden. Alle anderen sollten es trotzdem ausprobieren, wie sich Bewegung und frische Luft am Abend positiv auf den Schlaf auswirken. Sie werden sehen: Hinterher sind Sie froh, es getan zu haben. Ihr Kopf wird so leerer, die Lungen freier, der Magen leichter. Dann kann der Schlaf ja kommen.

> **Info**

Um herauszufinden, wo Ihr persönlicher optimaler Trainingspuls liegt, müssen Sie Ihren Puls messen, entweder mit zwei Fingern am Handgelenk oder an der Halsschlagader oder mit einer Pulsuhr. Sie brauchen dazu zwei Zahlen: Ihren Ruhepuls und Ihren Maximalpuls, jeweils die Anzahl Ihrer Herzschläge pro Minute. Den Ruhepuls messen Sie morgens vor dem Aufstehen. Den Maximalpuls kennen Sie entweder von einem Belastungs-EKG oder Sie rechnen ihn aus, indem Sie von der Zahl 220 Ihr Lebensalter abziehen. Die Formel für den optimalen Trainingspuls lautet dann:

(Maximalpuls – Ruhepuls) : 2 + Ruhepuls.

Am Tag wach bleiben

Wenn Sie am Tag öfter müde sind und einen intensiven Drang nach Schlaf verspüren, sollten Sie der Ursache nachgehen. Zwar kennt man diese manchmal, kann aber daran im Augenblick nichts ändern und möchte ganz einfach besser mit der Müdigkeit umgehen können oder sie nach Möglichkeit vermeiden. Für solche Fälle sind die folgenden Hinweise gedacht, in der Schlafmedizin nennen wir das »alertness management«, übersetzt etwa »Wachheits-Management«.

Um Tagesmüdigkeit zu vermeiden, sollte man zunächst versuchen, in der Nacht vorher ausreichend Schlaf zu finden. Das ist banal, aber manchmal gar nicht so leicht einzuhalten. Denn gerade dann, wenn am nächsten Tag wichtige Ereignisse anstehen, schlafen wir vor lauter Aufregung oft schlechter als sonst. Prüfungen etwa sind ein klassischer Auslöser für schlechten Schlaf, aber auch andere Herausforderungen mit ungewissem Ausgang. Da hilft nur: sich gut vorbereiten und am Abend zuvor ganz bewusst die Vorbereitungen abschließen, entspannen und schlafen gehen in dem Bewusstsein: Ich habe getan, was ich konnte.

Wenn etwa vorherseh-bar ist, wann die Ta-gesmüdigkeit kommt, dann planen Sie für diese Zeit keine mono-tonen Tätigkeiten, auch nicht Auto fah-ren! Versuchen Sie, Ihre kritischen Tages-zeiten schon in der Planung mit Aktivitä-ten zu überbrücken, die Sie ablenken.

Abwechslung gegen Müdigkeit

Wenn etwa vorhersehbar ist, wann die Tagesmüdigkeit kommt, dann planen Sie für diese Zeit keine monotonen Tätigkeiten, auch nicht Auto fahren! Versuchen Sie, Ihre kritischen Tageszeiten schon in der Planung mit Aktivitäten zu überbrücken, die Sie ablenken. Wenn Sie monotone Situationen gar nicht vermeiden können, organisieren Sie sich Abwechslung. Hören Sie bei langen Autofahrten ein spannendes Hörspiel oder nehmen Sie andere Menschen mit, mit denen Sie reden können. Sorgen Sie für ausreichende Getränke, denn Flüssigkeitsmangel macht müde und senkt die Konzentrationsfähigkeit. Sorgen Sie auch für kleine, leichte Zwischenmahlzeiten, die Sie erstens beschäftigen und zweitens frischer machen.

Nur ein Viertelstündchen

Lässt sich die Müdigkeit dennoch nicht verhindern, gibt es einige Tipps, damit umzugehen. Der erste und wichtigste Ratschlag heißt: Machen Sie eine Pause und gönnen Sie sich ein kurzes Nickerchen. Fahren Sie mit dem Auto auf einen Parkplatz und schlafen Sie eine

Viertelstunde. Anschließend bewegen Sie sich ein bisschen, machen fünf Minuten Gymnastik und setzen die Fahrt mit neuer Energie fort. Das Gleiche gilt für alle Situationen, in denen Sie kurz schlafen können. Ist ein Nickerchen zum Beispiel am Arbeitsplatz nicht möglich oder fühlen Sie sich dabei beobachtet, dann lehnen Sie sich wenigstens kurz zurück und schließen für kurze Zeit die Augen.

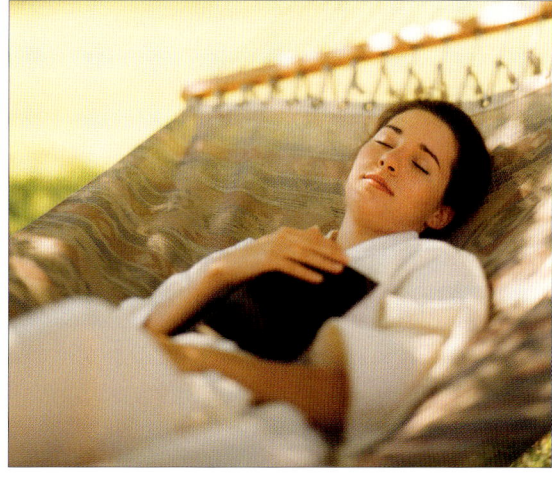

Gönnen Sie sich zwischendurch ein kleines Nickerchen: Besonders wichtig sind Pausen, wenn Sie monotone Tätigkeiten ausüben.

Muntermacher

Trinken Sie einen Kaffee (am besten einen Espresso), Tee oder eine Cola. Das enthaltene Koffein unterdrückt Müdigkeit und verbessert unsere Leistungsfähigkeit, der Zucker verstärkt den Effekt. Die Wirkung von Koffein setzt nach rund 30 Minuten ein. Deswegen ist es durchaus klug, den Kaffee vor dem Nickerchen zu trinken, dann setzt die Wirkung just dann ein, wenn Sie sie brauchen. Nach drei Stunden lässt diese aber nach – dann allerdings kommt die Müdigkeit mit umso größerer Macht.

Auch kleine Snacks unterdrücken die Müdigkeit, vor allem zuckerhaltige. Schokoriegel enthalten sowohl Koffein als auch Glukose, weswegen sie dann ausnahmsweise empfehlenswert sind, besser aber, weil gesünder, sind Bananen und Apfelsaftschorle.

Licht an und Heizung runter

Helligkeit ist ein gutes Mittel dagegen, müde zu werden. Wenn Sie also in einem gut beleuchtbaren Raum sind, schalten Sie alle nur verfügbaren Lampen ein, und öffnen Sie möglichst Fenster oder Türen. Eine Zeit lang hilft es auch, den Raum kühl zu halten. In einem kühlen Raum bleiben wir für eine halbe Stunde länger wach als in angenehm warmer Umgebung. Ein Mittel gegen Müdigkeit sind außerdem manche Duftstoffe. Rosmarin, Zitronen- und Orangenduft beispielsweise gelten besonders als Muntermacher.

Die Wirkung von Koffein setzt nach rund 30 Minuten ein. Deswegen ist es durchaus klug, den Kaffee vor einem Nickerchen zu trinken, dann setzt die Wirkung just dann ein, wenn Sie sie brauchen.

Den Abend genießen

»Let's call it a day« sagen unsere amerikanischen Zeitgenossen und ziehen damit einen klaren Trennungsstrich zwischen dem Tag und dem Abend. Im Deutschen sagen wir etwa »das war's für heute« und versuchen, den Tag und alles, was damit zusammenhängt, beiseite zu legen und bis zum nächsten Morgen nicht mehr daran zu denken.

Der Abend ist so wichtig wie die Pflichten des Tages, mindestens so wichtig wie der Beruf oder andere Aufgaben, die am Tag zu bewältigen sind, denn nur so können wir uns für das am Tag Geleistete belohnen, nur so halten wir die Bedeutung des alltäglichen Geschäfts in Grenzen.

Nun beginnt das Privatleben, das Familienleben, das Leben unter Freunden, jene Beschäftigungen, die Freude bereiten und einen Gegenpol zum Tagesleben darstellen. Erst am Abend genießen viele die Lebensqualität, für die sie eigentlich leben, und es wäre fatal, diesen zu entsagen. Der Abend ist so wichtig wie die Pflichten des Tages, mindestens so wichtig wie der Beruf oder andere Aufgaben, die am Tag zu bewältigen sind, denn nur so können wir uns für das am Tag Geleistete belohnen, nur so halten wir die Bedeutung des alltäglichen Geschäfts in Grenzen. Auch wenn wir gern arbeiten, brauchen wir ein Gegengewicht. Durch den abendlichen Wechsel in eine angenehme, freiwillige Welt wird uns klar, dass es noch etwas anderes gibt als Pflichten. Wir lassen es uns gut gehen und tun etwas nur für uns und unsere Lieben. Nur so können wir entspannen – eine Grundvoraussetzung für erholsamen Schlaf.

Schluss mit der Arbeit

Mit dem Arbeitsende beginnt die aktive Feierabendzeit. Hier treiben wir wahlweise Sport, kochen, treffen Freunde oder spielen mit den Kindern, besuchen mitunter ein Kino, ein Theater, ein Konzert, kurzum: Wir gehen unseren Lieblingsbeschäftigungen nach. Für Berufstätige ist der Beginn dieser Phase meistens deutlich mit einem Ortswechsel vom Arbeitsplatz nach Hause oder an einen anderen Ort verbunden und deswegen ganz klar definiert. Bei anderen, die ihre Tagesarbeit zu Hause verrichten, die eine Familie managen oder als Freiberufler arbeiten, fehlt die räumliche Trennung, und das macht es schwieriger. Doch auch dann ist es möglich, einen Schlussstrich unter die Arbeit zu ziehen. Man kann die Verantwortung für die Kinder zum Beispiel nun an den Elternteil übergeben, der von der Arbeit nach Hause kommt. Man kann das beruflich genutzte Telefon umleiten auf Mailbox oder Anrufbeantworter, man kann sich selbst ein Ritual schaffen, das »Ende der Arbeit« bedeutet.

Wie Sie den Feierabend beginnen

Um nicht der Versuchung zu erliegen, den Arbeitstag in die Freizeit hineinzuziehen, gibt es ein paar wenige Regeln, die Sie an dieser Stelle des Tages beherzigen sollten:

1. Die letzten fünf Minuten Ihres Arbeitstages gehören der Zusammenfassung. Halten Sie kurz fest, was sich an diesem Tag ereignet hat, entweder im Kopf oder durch Notizen. Was war wichtig, was habe ich erledigt, was verschiebe ich auf morgen oder auf einen anderen Tag? Haken Sie den Tag ab und schreiben Sie auf, was am nächsten Tag ansteht.

2. Sprechen Sie von nun an nicht mehr über berufliche Detailfragen. Das hat Zeit bis morgen. Erlaubt sind nur noch lustige Anekdoten des Tages, um andere zu erheitern, oder eine kurze Besprechung grundsätzlicher Fragen, etwa mit dem Partner oder mit Freunden. Letzteres aber bitte nur, wenn es ein Problem gibt, für das Sie sich Rat von Unbeteiligten erhoffen.

3. Schließen Sie Ihren Arbeitstag symbolisch ab. Wie, bleibt Ihnen überlassen. Manche ziehen sich erst einmal um, andere duschen, lesen private Post, telefonieren, nehmen einen Aperitif – die Varianten sind so zahlreich wie die Menschen. Es kommt weniger darauf an, was Sie tun, aber tun Sie es regelmäßig.

4. Wenn es private Probleme zu besprechen gibt, dann tun Sie das jetzt. Verschieben Sie das bitte nicht auf den späten Abend.

5. Und nun ist Feierabend. Widmen Sie die letzte aktive Zeit des Tages Ihren Lieblingsbeschäftigungen.

Wenn Sie ständig das Gefühl haben, nicht genug getan zu haben oder den Feierabend noch nicht verdient zu haben, machen Sie einen Fehler, der sich vielleicht mit schlechtem Schlaf rächt. Jeder Mensch hat am Abend genug getan, wenn er nicht den ganzen Tag auf der faulen Haut gelegen hat.

Genuss schafft immer automatisch auch Entspannung, und der Abend ist die Zeit, in der wir in die Entspannung eintauchen sollten, bevor wir schlafen gehen, denn Entspannung ist die Grundvoraussetzung für den Schlaf. Wem das schwer fällt, für den gibt es eine ganze Reihe von Methoden, die dabei helfen (siehe Seite 71).

Fernsehen – ein schlechtes Schlafmittel

Die meisten Menschen schalten abends zur Entspannung das Fernsehen ein, wogegen auch nicht grundsätzlich etwas zu sagen ist, wenn es bewusst geschieht und in Abwägung zu den vielen anderen Möglichkeiten, die der Abend bietet. Vielen ist aber gar nicht mehr klar, dass es auch ein abendliches Leben jenseits des Fernsehens gibt, und das sollten wir wieder lernen. Fernsehen hat nämlich im

Hinblick auf den Schlaf einige Nachteile, über die sich klar werden sollte, wer damit Probleme hat. Zum einen stimuliert das Fernsehen durch die schnelle Folge seiner Bilder und durch eine oft dramatisierte Form der Darstellung – und das nicht nur in Krimis oder Spielfilmen. Deswegen sollte man das Gerät spätestens eine Stunde vor dem Schlafengehen ausschalten. Zum anderen gibt es kaum eine Betätigung, die passiver ist als Fernsehen, und Passivität macht müde. Die einschläfernde Wirkung eines langweiligen Fernsehprogramms ist bekannt, und doch ist Fernsehen gerade kein gutes Schlafmittel. Wer nämlich vor dem Fernseher und damit vor seiner eigentlichen Zu-Bett-Geh-Zeit einschläft, wacht schon bald danach wieder auf, geht dann vielleicht zu Bett und kann wegen der noch vorhandenen inneren Unruhe schließlich nicht einschlafen. Oder er schläft weiter und wacht dann viel zu früh am Morgen auf.

Fernsehen ist kein gutes Schlafmittel. Zum einen stimuliert das Fernsehen durch die schnelle Folge seiner Bilder und durch eine oft dramatisierte Form der Darstellung. Zum anderen macht es müde, und das frühzeitige Einschlafen führt oft dazu, dass wir später Schlafprobleme haben.

Es gibt eine Reihe von entspannenden Tätigkeiten für den Abend, die Sie anstelle des Fernsehens ausüben können und die Sie anschließend besser einschlafen lassen (siehe Kasten auf Seite 49).

Nicht zu früh einschlafen

Sollten Sie das Problem haben, dass Sie schon um 20 oder 21 Uhr abends todmüde sind und sofort schlafen könnten, dann aber nicht bis zum nächsten Morgen einen erholsamen Schlaf finden, dann ist es gut, die abendliche Müdigkeit noch eine Zeit lang hinauszuschieben und den »toten« Punkt durch geeignete Aktivitäten zu überbrücken. Setzen Sie sich in diesem Fall nicht in den Sessel oder auf das Sofa, denn das ist der erste Schritt zum Schlaf. Lesen ist in diesem Fall auch nicht das Richtige. Das beste Gegenmittel gegen Einschlafen ist Bewegung, aber bitte mäßig, denn Sie sollen schließlich nicht wieder aufdrehen. Bewegung macht den Kopf klarer, unterstützt den Magen und hindert Sie gleichzeitig, Ihrer frühen Müdigkeit nachzugeben. Auch Duschen ist jetzt eine Methode, die müde Phase zu überbrücken und auf später zu verschieben.

Rituale für Erwachsene

Am besten gehen Sie immer zur gleichen Zeit und mit den gleichen Verrichtungen zu Bett. Schaffen Sie sich Ihr eigenes abendliches Ritual mit all Ihren ganz persönlichen Vorbereitungen für die Nacht, die Sie Abend für Abend in der immer gleichen Reihenfolge treffen.

> BESSER ABSCHALTEN AM ABEND

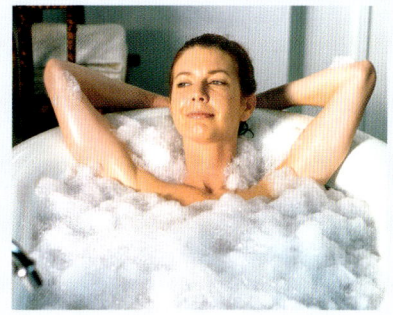

1. Reden Sie miteinander, aber besprechen Sie abends keine Probleme mehr und streiten Sie nicht. Belastende Themen sollten Sie möglichst vor dem Abendessen besprechen. Denn Streitgespräche regen mindestens an, wenn nicht auf. Man denkt noch weiter über das Problem nach, und das dient nun nicht gerade der Entspannung.

2. Gehen Sie eine Runde spazieren oder bewegen Sie sich anderweitig. Drehen Sie bei schlechtem Wetter einige Runden auf dem Hometrainer. Der Puls sollte dabei nur leicht ansteigen, und Sie sollten nicht schwitzen. Leichte Bewegung aber entspannt und lässt Sie besser zur Ruhe kommen.

3. Nehmen Sie ein Bad oder gehen Sie in die Sauna. Auch eine leichte Massage tut am Abend gut. Durch die Wärme fällt der Blutdruck, und Sie entspannen dabei wunderbar. Da aber der Kreislauf auf den sinkenden Blutdruck reagiert, wirkt er dem entgegen. Damit Sie also nicht danach mit Herzklopfen im Bett liegen, sollten Sie derartige Aktivitäten mindestens zwei Stunden vor dem Schlafengehen beenden.

4. Zu späterer Stunde, vor allem in den letzten 30 Minuten vor dem Schlafen, sind ruhige Aktivitäten ideal: Lesen oder Musik hören. Nehmen Sie sich bewusst Zeit dafür.

5. Auch Sex erleichtert uns den Schlaf. Erstens ist es etwas Schönes, zweitens wirkt es wunderbar entspannend, und zwar für Körper und Geist, und nicht zuletzt fühlt man sich wohl mit einem vertrauten Partner.

Ihr Körper und Ihr Geist stellen sich darauf ein, Sie konditionieren sich selbst auf den Schlaf und werden ihn dadurch mit der Zeit leichter finden. Welcher Art diese Vorbereitungen sind, bleibt Ihnen überlassen. Die abendliche Reinigung und Pflege können dazu gehören, die Zubereitung eines Tees, das Umziehen für die Nacht, noch ein paar Seiten lesen oder Zärtlichkeiten austauschen mit dem Partner. Gut ist alles, was Sie in Ruhe tun und was Ihnen gut tut. Sie sollten damit nur nicht warten, bis Ihnen die Augen zufallen. Beginnen Sie damit eine halbe Stunde vor dem Zeitpunkt, von dem Sie herausgefunden haben, dass er fürs Einschlafen am besten ist.

Schlaf-Hilfe für Schichtarbeiter

Schichtarbeit wird nicht von ungefähr besser bezahlt als gleiche Arbeit zu normalen Tageszeiten, denn sie beeinträchtigt den Lebensrhythmus und damit die Gesundheit der Schichtarbeiter erheblich. Schichtarbeit ist eine der häufigsten Ursachen von Schlafstörungen. Damit es aber so weit nicht kommt und damit das Leben in »Schichten« dadurch möglichst wenig beeinträchtig wird, sind einige Regeln zu beachten. Zunächst einmal gibt es eine Reihe von Umständen, bei denen ich von der Annahme einer Schichtarbeit grundsätzlich und entschieden abraten würde.

Schichtarbeit beeinträchtigt den Lebensrhythmus und die Gesundheit, sie ist eine der häufigsten Ursachen von Schlafstörungen. Nicht von ungefähr wird Schichtarbeit besser bezahlt als gleiche Arbeit zu normalen Tageszeiten.

Altersgrenze 50 Jahre

Wer die 50 bereits überschritten hat, wer durch einen zweiten Beruf oder durch Aufgaben zu Hause zusätzlich belastet ist, und wer sich selbst als Morgenmenschen bezeichnet, sollte nicht in Schichten arbeiten. Morgenmenschen stellen sich schlechter als Abendmenschen auf veränderte Schlaf- und Wachzeiten um. Ältere Menschen, Mütter von kleinen Kindern oder anderweitig Berufstätige sollten wissen, dass sie ihrer Gesundheit durch die geplante Überbelastung schweren Schaden zufügen können.

Tabu bei Vorerkrankungen

Bei allen Magen-Darm- oder Lebererkrankungen ist Schichtarbeit tabu, denn genauso wie regelmäßiges Essen den biologischen Rhythmus beeinflusst, wirkt sich dieser auch auf die Verdauung aus. Ist die aber nicht ganz gesund, dann können unregelmäßige Arbeits- und Schlafzeiten eine Heilung behindern. Ebenso sprechen alle Herz- und Kreislauf-Erkrankungen, Stoffwechselstörungen wie Diabetes oder eine Schilddrüsenerkrankung gegen Schichtarbeit, weil diese die Erkrankungen noch verschlimmert. Wer an einer psychischen Erkrankung leidet, kommt nach den Empfehlungen der Arbeitsmedizin ebenso wenig in Frage wie Suchtkranke oder Epileptiker. Und last, not least: Wer schon Schlafstörungen hat, wird die durch Schichtarbeit ganz bestimmt nicht los.

Für alle anderen kommt eine vorübergehende Schichtarbeit durchaus in Frage, aber bitte wirklich nur vorübergehend, etwa für einige Jahre und wenn man einige Regeln beachtet.

Tipps für Schichtplaner

Wechselschichten sollten unbedingt vorwärts rotieren, weil auch unsere innere Uhr vorwärts rotieren will, und das nur in möglichst kurzen Abschnitten, damit wir uns erst gar nicht an den veränderten Tag-Nacht-Rhythmus anpassen. Am besten sind zwei bis drei Tage Frühschicht, zwei bis drei Tage Spätschicht, dann zwei bis drei Nachtschichten, dann Pause. Rückwärts rotierende Schichten widersprechen dem Lauf unserer inneren Uhr. Der Körper passt sich einem solchen System noch schlechter an, und wir leiden umso mehr.

Dauerhafte Schichten sollten dem eigenen Typ entsprechen, also Frühschichten für Morgenmenschen und Spätschichten für Abendmenschen. Außerdem ist es hilfreich, wenn man schon einige Tage vor Beginn der Schicht versucht, den Körper durch verlagerte Essens- und Schlafzeiten in die neue Richtung zu dirigieren.

Wach bleiben am Arbeitsplatz

Der Arbeitsplatz sollte zu allen Zeiten, in denen es draußen dunkel ist, maximal ausgeleuchtet sein und kühl temperiert. Licht verstärkt die Wachheit und fördert die Konzentration, eine kühle Raumtemperatur wirkt der Müdigkeit entgegen.

Stellen Sie sich ausreichend Getränke und leichte Snacks in Reichweite. Essen Sie ein wenig und trinken Sie regelmäßig, das erhöht die Konzentration. Kaffee, Tee oder andere koffeinhaltige Getränke sind durchaus sinnvoll. Sie regen an und steigern die Leistungsfähigkeit. Man sollte nur daran denken, dass die Müdigkeit umso stärker wird, wenn ihre Wirkung nachlässt.

Halten Sie sich möglichst nicht allein in einem Raum auf und tun Sie etwas, auch wenn gerade nichts zu tun ist.

Besser ohne Pillen

Medikamente gegen Müdigkeit sind nicht immer sinnvoll, weil man relativ leicht davon abhängig werden kann und auch weil sie zu sehr aufputschen und in der Folge mit Herzrasen und Zittern zu rechnen ist. Neue wach machende Präparate mit dem Wirkstoff Modafinil sind diesbezüglich harmloser und haben auch die Zulassung gegen Schlafstörungen bei Schichtarbeit. Trotzdem sollte man es sich sehr gut überlegen, ob man sich als Schichtarbeiter mit Medikamenten in Form halten möchte.

Wechselschichten sollten unbedingt vorwärts rotieren, weil auch unsere innere Uhr vorwärts rotieren will, und das nur in möglichst kurzen Abschnitten, damit wir uns erst gar nicht an den veränderten Tag-Nacht-Rhythmus anpassen.

Schichtarbeit erträglicher machen

Um die einzelnen Schichten besser zu überstehen und dennoch genug Schlaf zu bekommen, sollten Sie Folgendes beachten:

- **Spätschicht:** Für die meisten Menschen ist die Spätschicht die angenehmste. Man geht einfach etwas später schlafen und steht später auf. Dennoch bitte auch hier beachten: Nicht nach Hause kommen und sofort ins Bett legen. Lassen Sie sich Zeit, abzuschalten, gönnen Sie sich noch einen kurzen Feierabend, auch wenn es schon Nacht ist. Wenn Sie morgens schlecht ausschlafen können, verdunkeln Sie das Schlafzimmer. Wenn Sie die Tagesgeräusche wecken, versuchen Sie einmal, ein Gerät einzuschalten, das ein leises gleichförmiges Geräusch von sich gibt, wie etwa ein Ventilator.

- **Nachtschicht:** Die härteste aller Schichten raubt den kompletten Nachtschlaf. Die meisten Menschen schlafen vor einer Nachtschicht lange aus, möglichst auch noch einmal am Nachmittag. Nach der Schicht am nächsten Morgen schlafen sie einige Stunden, dann am Mittag noch einmal. Manche schlafen auch in mehreren kleinen Häppchen. Die Folge ist ein verkürzter, zerhackter Schlaf, den kein gesunder Mensch lange aushält. Ganz wichtig ist es hier, zu versuchen, maximal zweimal am Tag zu schlafen: am besten vier Stunden am frühen Morgen und zwei bis drei Stunden am Nachmittag.

- **Frühschicht:** Die meisten Frühschichtler gehen etwa eine Stunde früher als üblich zu Bett, müssen aber viele Stunden früher aufstehen. Dadurch gehen die späten Schlafstunden mit hohen Anteilen an Leichtschlaf und Traumschlaf verloren. Die Folge sind Probleme beim Aufwachen und eine bleierne Müdigkeit am Tag. Hier hilft beim Einschlafen am Vorabend, wenn man schon das Abendessen eine Stunde früher zu sich nimmt. Am Morgen macht dann möglichst helles Licht am besten wach, auch die frische Luft des frühen Morgens weckt die Lebensgeister auf, ebenso wie Kaffee oder Tee. Einen Fehler sollte man aber nicht machen: nach der Arbeit ausgiebig schlafen. Sinnvoll ist lediglich ein kleines Nickerchen von höchstens 30 Minuten. Denn je länger der Schlaf am Tag, desto später wird man am Abend müde, desto mehr Schlaf fehlt wiederum am nächsten Morgen.

Die härteste aller Schichten, die Nachtschicht, raubt den kompletten Nachtschlaf. Versuchen Sie trotzdem, maximal zweimal am Tag zu schlafen: am besten vier Stunden am frühen Morgen und zwei bis drei Stunden am Nachmittag, also nach und vor der Schicht, nicht öfter.

> TIPPS GEGEN JETLAG

Damit Ihnen Flüge über mehrere Zeitzonen hinweg nicht allzu lange zu schaffen machen, gibt es ein paar Regeln, die Ihnen ein schnelleres Eingewöhnen am neuen Ort ermöglichen.

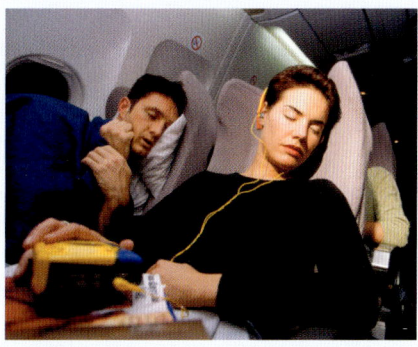

Umstellung nur für längere Reisen

Die Umstellung auf die neue Zeit macht aber nur dann Sinn, wenn Sie dort einige Zeit verbringen möchten. Reisen Sie nur für einen oder zwei Tage dorthin, dann versuchen Sie am besten, Ihren heimatlichen Tag-Nacht-Rhythmus so weit wie möglich beizubehalten. Sie werden dann vielleicht zu nächtlichen Zeiten aktiv sein, aber müssen sich nicht doppelt umstellen.

Möglichst rasch anpassen

Stellen Sie sich so schnell wie möglich um. Dabei hilft Ihnen das Tageslicht und das soziale Leben an Ihrem Ankunftsort. Halten Sie sich tagsüber bei jeder Gelegenheit im Freien auf, um möglichst viel Licht zu »tanken«. Alles, was zu Hause Ihren Tagesrhythmus stärkt, hilft auch in anderen Ländern: regelmäßige Mahlzeiten, regelmäßige Aktivitäten und Bewegung, regelmäßige Schlafzeiten.

Vorbereitungs-Training

An den Tagen vor dem Abflug können Sie zu Hause Ihren biologischen Rhythmus schon frühzeitig ein Stück in Richtung »neue Zeit« verschieben, indem Sie vor Flügen nach Westen später schlafen gehen und vor Flügen nach Osten früher aufstehen.

Im Flugzeug

Während des Fluges nach Westen, meist tagsüber, können Sie ein kleines Nickerchen halten, um nach der Ankunft am verlängerten Abend fit zu bleiben. Während des Fluges nach Osten, meist in der Nacht, sollten Sie eher wenig schlafen, damit Sie wegen der früher beginnenden Nacht auch müde sind.

Möglichst keine Schlafmittel

Wenn es nicht anders geht, sind auch rasch wirksame Schlafmittel zur kurzfristigen Überbrückung in den ersten Nächten erlaubt. Länger sollten sie aber nicht genommen werden, um Nebenwirkungen zu vermeiden, die nach einer Woche eintreten können. Melatonin, das in den USA frei verkäuflich ist, sollte man eine Stunde vor dem Schlafengehen einnehmen. Da aber sowohl Wirkung wie auch Nebenwirkungen bei diesem Wirkstoff bisher nicht genügend überprüft sind, würde ich von der Verwendung der Melatoninpräparate abraten.

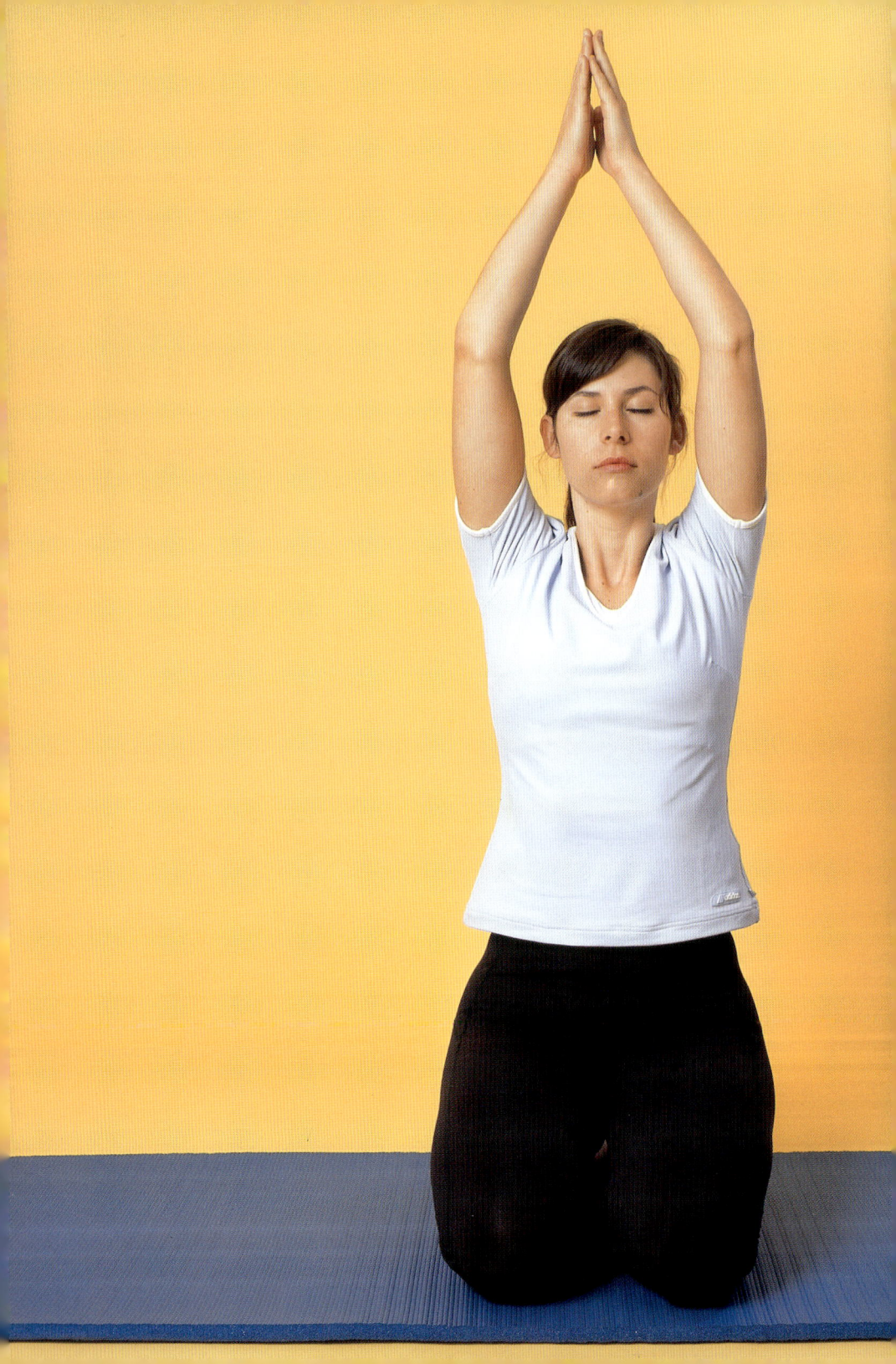

Anleitung zum guten Schlaf

Wie Ein- und Durchschlafen problemlos gelingen und wie die Umgebung den Schlaf beeinflusst. Was ein Schlafzimmer zum Schlafstör-Zimmer macht und was Sie über Matratze und Bettzeug wissen sollten. Warum Schlaf ohne Entspannung nicht funktioniert und welche sanften Heilmittel uns in den Schlaf bringen. Eine praktische Gebrauchsanweisung für den Schlaf.

Problemlos einschlafen

Zu einer guten Vorbereitung der Nacht gehört auch der richtige Pyjama. Kaufen Sie sich ein schönes Nachtkleid oder einen schönen Pyjama, in dem Sie sich wohl fühlen. Auch wenn die Nacht dunkel ist und niemand etwas sieht: Wenn Sie Ihren Pyjama gern tragen, sind Sie schon automatisch freundlicher gestimmt und dadurch entspannter – eine gute Voraussetzung für den Schlaf. Wählen Sie also am besten ein feines, weiches Material, das Feuchtigkeit aufnehmen und weiterleiten kann. Wenn Sie gern nackt schlafen, sollten Sie bedenken, dass Sie vor allem an den Schultern schnell auskühlen, weil Sie durch Ihre unwillkürlichen Bewegungen in der Nacht nicht permanent unter der Decke liegen bleiben. Das aber kann zu Muskelverspannungen führen, die schmerzen und dem Schlaf auch nicht zuträglich sind.

Betthupferl

Versuchen Sie auch, den richtigen Einschlafzeitpunkt zu finden. Gehen Sie mal eine halbe Stunde früher oder später zu Bett und registrieren Sie mögliche Veränderungen. So können Sie Ihren optimalen Einschlafzeitpunkt finden.

Sehr hilfreich für den Übergang zwischen Wachen und Schlafen sind kleine Rituale, die Sie sich selbst suchen und ausprobieren können. Richten Sie sich vielleicht noch einen Tee oder ein Glas warme Milch neben das Bett, dazu etwas zu lesen. Genehmigen Sie sich noch ein paar Minuten für nichts als ein entspanntes Wohlbehagen. Hören Sie dazu noch ein wenig ruhige Musik, die Sie mögen, und die sich eventuell durch eine »Sleep«-Funktion Ihrer Musikanlage von selbst abschaltet. Wenn die Augen dann schwer werden, löschen Sie das Licht und entspannen. Manche schlafen sofort ein, andere brauchen eine halbe Stunde. Wenn Ihnen das nicht gelingt, gehen Sie die »Gebrauchsanweisung für den Schlaf« auf Seite 58 durch.

Die richtige Bettzeit

Versuchen Sie auch, den richtigen Einschlafzeitpunkt zu finden. Probieren Sie aus, welche Uhrzeit mit Ihren Abendaktivitäten am besten übereinstimmt und zu welcher Uhrzeit Sie gut einschlafen können. Gehen Sie mal eine halbe Stunde früher oder später zu Bett und registrieren Sie mögliche Veränderungen. So können Sie Ihren optimalen Einschlafzeitpunkt finden. Generell gilt: Wenn Sie eher später zu Bett gehen, ist der so genannte Einschlafdruck umso größer und desto besser können Sie vermutlich einschlafen.

Durchschlafen ist Wiedereinschlafen

Medizinisch gibt es keinen Unterschied zwischen einer Einschlaf- und einer Durchschlafstörung. Ob Sie also Probleme damit haben, überhaupt erst in den Schlaf zu finden, oder ob Sie zwar gut einschlafen, dann aber nachts aufwachen und nicht wieder einschlafen können – die Gegenmittel sind die gleichen.

Wem es gelingt, auch in bewussten Wach-Zeiten entspannt zu bleiben oder sich wieder zu entspannen, wird bald wieder einschlafen. Das aber ist oft leichter gesagt als getan. Es gibt Menschen, die wachen nachts auf und sagen sich: Wie schön, dass ich noch nicht aufstehen muss. Sie räkeln sich, träumen ein wenig vor sich hin – und sind schon wieder eingeschlafen. Sie haben, oft ohne es zu wissen, allein durch ihre Einstellung viel dazu beigetragen, dass sie schnell wieder einschlafen. Sie machen sich nichts daraus, aufzuwachen, sie sehen das Positive ihrer Lage und bleiben entspannt. Nicht jeder kann das, sonst gäbe es vermutlich keine Durchschlafstörungen.

Warum wir grübeln

Viele wachen aber auf und machen sich Sorgen, haben trübe Gedanken oder grübeln. Dann ist es wichtig, daran zu denken, dass wir nachts aus biologischen Gründen tendenziell in schlechter Stimmung sind. Die Botenstoffe im Gehirn machen unsere Situation belastender, als sie es sein müsste, Lösungen von Problemen erscheinen schwieriger als am Tag. Allein das zu wissen ermöglicht vielen Menschen schon, sich nicht mehr völlig in ihre Grübeleien fallen zu lassen, sondern innerlich einen Schritt neben sich zu treten und zu denken: Ich habe jetzt diese Gedanken, aber ich lege sie beiseite und denke sie lieber morgen, dann bin ich in besserer Verfassung.

Die wichtigste Regel lautet also: keine Panik. Denken Sie auch daran, dass wir meistens sehr überschätzen, wie lange wir wach liegen. Wir merken nicht, wie lange wir wirklich geschlafen haben, und die meisten Menschen glauben, es sei weniger als in Wirklichkeit. Deswegen haben Sie sehr wahrscheinlich gar nicht so lange wach gelegen, wie Sie glauben (siehe Seite 92).

Wenn Sie aber all das wissen und trotzdem nicht einschlafen oder nicht wieder einschlafen können, dann versuchen Sie es mit meiner Gebrauchsanweisung auf Seite 58.

Wenn Sie nachts trübe Gedanken haben, ist es wichtig, daran zu denken, dass biologische Gründe hinter der schlechten Stimmung stecken, bestimmte Botenstoffe im Gehirn. Allein das zu wissen ermöglicht vielen schon, sich nicht mehr völlig in ihre Grübeleien fallen zu lassen.

> GEBRAUCHSANWEISUNG FÜR DEN SCHLAF

Dass Sie nicht einschlafen oder nicht wieder einschlafen können, liegt an einer zu großen Anspannung, die durch innere und äußere Faktoren ausgelöst worden sein kann. Die äußeren Faktoren, etwa Lärm oder zu schweres Essen, zu finden und auszuschalten ist relativ einfach. Auch Schmerzen müssen Sie nicht hinnehmen. Die Schmerztherapie ist inzwischen so weit entwickelt, dass es gegen fast jede Art von Schmerzen eine wirksame Therapie gibt, die zumindest lindert. Nehmen Sie also ein Schmerzmittel und spielen Sie nachts nicht den Helden. Bei regelmäßigen Schmerzen besprechen Sie die Vorgehensweise mit einem Schmerztherapeuten.

Bei den wenigsten sind das aber die Ursachen für ihre Schlafprobleme. Bei der großen Mehrzahl steckt das Problem im Kopf.

Gedanken-Kontrolle

Wenn nachts Gedanken oder Sorgen durch Ihren Kopf toben, können Sie versuchen, dies unter Kontrolle zu bekommen. Überlegen Sie, was Ihnen heute Erfreuliches begegnet ist. Suchen Sie eine Antwort auf die Frage: Warum war dieser Tag lebenswert? Wenn sich die Sorgen immer wieder in den Vordergrund Ihres Bewusstseins drängen, wenden Sie die Methode des Gedankenstopps an. Sagen Sie zu Ihren Gedanken: Stopp!, und unterbrechen Sie so zumindest für einige Sekunden das Karussell. Nutzen Sie diese Pause, um an etwas Schönes oder Belangloses zu denken. Überlegen Sie etwa, was Sie morgen nach der Arbeit tun oder was Sie kochen wollen.

Wenn es klappt und Sie darüber einschlafen, ist Ihnen aus eigener Kraft etwas gelungen, was Verhaltenstherapeuten »kognitive Therapie« nennen. Ohne eine einzige Therapiestunde.

Paradox: wach bleiben wollen

Ein anderes Mittel der kognitiven Therapie ist die »paradoxe Intention«, wobei Sie dazu schon eine gewisse Leidensbereitschaft brauchen, denn Sie müssen versuchen, genau das zu tun, was Sie eigentlich nicht wollen: wach bleiben. Gehen Sie also mit dem Vorsatz ins Bett, nicht schlafen zu wollen. Legen Sie sich hin, löschen Sie das Licht, aber behalten Sie die Augen offen. Probieren Sie aus, wie lange Sie das aushalten. Wenn Ihnen die Augen zufallen, dann schlafen Sie bitte nicht ein. Versuchen Sie so, jeden Abend bei Dunkelheit ein wenig länger wach zu bleiben. Dass Sie dabei nicht schlafen, ist kein Problem, denn Sie erholen sich ja schon durch das entspannte Liegen. Wenn Sie bei dieser Übung ärgerlich werden, bleiben Sie unbedingt so lange wach, bis die negativen Gefühle wieder verschwunden sind. Manchen Menschen hilft dieser kleine Selbstbetrug, sich abzulenken und zu entspannen.

Methode Sorgenstuhl

Noch wirksamer ist das Aufschreiben Ihrer Gedanken mit der Methode Sorgenstuhl. Auch die ist ganz einfach: Sie stehen auf und setzen sich dorthin, wo Sie normalerweise schriftliche Arbeiten erledigen. Schreiben Sie dort alle Ihre momentanen Gedanken oder Probleme auf. Wenn

Sie fertig sind, lassen Sie Ihre Sorgen dort. Nur auf diesem Stuhl wälzen Sie Probleme, an keinem anderen Ort, vor allem nicht im Bett.

Weg mit der Uhr

Brauchen Sie überhaupt eine Uhr neben dem Bett? Wachen Sie nicht ohnehin morgens zuverlässig von allein zehn Minuten vor dem Wecker auf? Dann schaffen Sie die Uhr am Bett ab. Denn die meisten Menschen ärgern sich, wenn sie feststellen, wie lange sie schon wach liegen. Das aber ist schlecht für den Schlaf. Wenn Sie sich nicht trauen, die Uhr ganz wegzulassen, drehen Sie sie so um, dass sie nachts nicht zu sehen ist.

Weniger schlafen

Vielleicht können Sie auch deswegen nicht einschlafen, weil Sie zu früh ins Bett gegangen sind. Wir Schlafforscher beobachten es häufig, dass unsere Patienten zu lange im Bett und dort lange wach liegen. Das aber verstärkt das Problem. Deswegen raten wir fast immer, es mit einer Verkürzung der Schlafzeit zu versuchen. Dadurch erhöht sich der Schlafdruck, und die Patienten lernen, kürzer, aber dafür effektiver zu schlafen. Schließlich ist die Qualität des Schlafes entscheidend für die Erholung, nicht die Quantität.

Nachts aufstehen

Wenn Sie nachts wach liegen und körperlich unruhig sind, stehen Sie auf. Dieser Rat gilt auch für den Anfang der Nacht. Dann sollten Sie etwas tun, was Ihre Gedanken beschäftigt, aber nicht

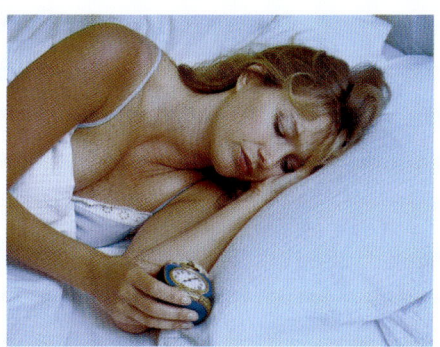

aufregt, und das Sie jederzeit beenden können. Lesen Sie oder lösen Sie ein Kreuzworträtsel. Alles, was Ihnen hilft, sich geistig zu entspannen, macht Sie nach einiger Zeit wieder müde. Bei manchen dauert das eine halbe Stunde, bei anderen eine Stunde.

Den Tag verlängern

Für die kommenden Nächte planen Sie Folgendes: Schätzen Sie, wie lange Sie pro Nacht netto schlafen, addieren Sie eine Stunde hinzu und gehen Sie in den folgenden Nächten nur für diese Zeit ins Bett. Die zusätzliche Stunde planen Sie deswegen ein, weil fast alle Menschen mit Schlafproblemen ihre Nettoschlafzeit unterschätzen. Wenn Sie also der Meinung sind, dass Sie vier Stunden pro Nacht schlafen, dann legen Sie sich bitte nur für fünf Stunden ins Bett. Diese Zeitvorgaben müssen Sie genau einhalten, damit Sie eine Wirkung erzielen. Die besteht darin, dass Sie nun Ihren Tag verlängern und entsprechend müder werden.

Die richtige Umgebung: Bett und Schlafzimmer

Schlafzimmer anderer Leute, sofern man sie zu Gesicht bekommt, geben einen enormen Aufschluss über deren Charakter und Gewohnheiten. Oft sind sie alles andere als gemütlich. Ein Schlafzimmer hingegen, in dem es sich wohlig zu Bett gehen, schlafen und aufstehen lässt, empfängt seine Bewohner freundlich und warm.

Möglichst sparsame Möblierung

Im Schlafzimmer sollten möglichst wenig Möbelstücke stehen, und auch nur solche, die zum Zu-Bett-Gehen, zum Aufstehen und Schlafen gehören.

Im Schlafzimmer sollten möglichst wenig Möbelstücke stehen, und auch nur solche, die zum Zu-Bett-Gehen, zum Aufstehen und zum Schlafen gehören. Wenn Sie den Platz haben, Ihren Kleiderschrank in einem anderen Raum unterzubringen, tun Sie das. Wenn nicht, wählen Sie einen, der sich in die Wand integriert und nicht als Möbelstück aufdrängt, oder versuchen Sie es mit mehreren kleinen Schränken anstelle eines großen. Lediglich in sehr großen Räumen stört ein Kleiderschrank nicht, ansonsten sollte Ihnen jeder Quadratmeter freie Fläche in Ihrem Schlafzimmer kostbar sein.

Die übrigen Möbelstücke im Raum sollten niedrig sein. Stellen Sie sich vor, wie der Raum vom Bett aus aussieht – alles wirkt größer. Je höher daher die Möbel, desto eher wirken sie bedrückend.

Schlafstörer raus aus dem Schlafzimmer

Bestimmte Möbel und Gegenstände gehören auf keinen Fall hierhin: der Schreibtisch nicht, das Bügelbrett ebenso wenig wie der Computer. Auch der Fernseher hat im Schlafzimmer nichts verloren! Eine Musikanlage oder ein Radio darf dagegen ebenso sein wie alles andere, was Sie entspannt. Sie sollten stromführende Geräte sicherheitshalber möglichst weit weg vom Bett aufstellen, besonders wenn Sie empfindlich auf elektromagnetische Wellen reagieren. Es ist zwar wissenschaftlich bis heute nicht erwiesen, dass der so genannte Elektrosmog die Entspannung stört. Da jede Störung aber immer stark vom subjektiven Empfinden abhängt, nehmen Sie es ernst, wenn Sie auch nur das Gefühl haben, es könnte Sie stören.

Ebenso sollten Sie das Telefon aus dem Schlafzimmer verbannen, es sei denn, Sie erwarten gerade einen dringenden und wichtigen Anruf. Mit dem Telefon sind Sie auf »Stand-by« geschaltet und können eben nicht völlig abschalten.

> EIN SCHLAFZIMMER ZUM WOHLFÜHLEN

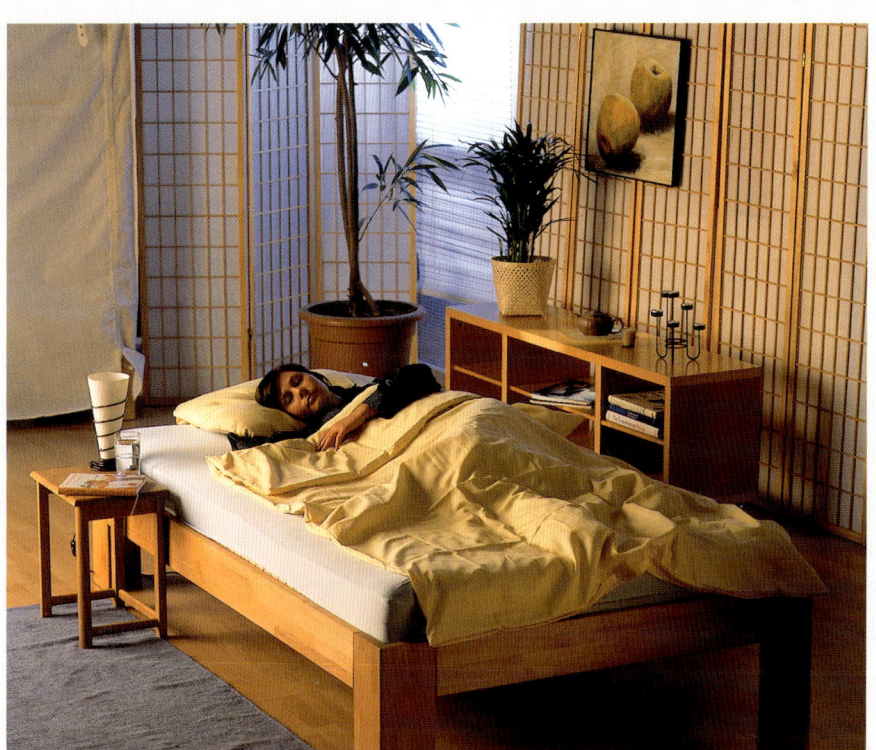

Ganz wichtig für einen guten Schlaf ist, dass die Umgebung stimmt, dass man sich in seinem Schlafzimmer wohl fühlt und dass es Ruhe signalisiert. Ein Schlafzimmer sollte eindeutig zum Schlafen da sein und nicht für irgendwelche Aktivitäten wie Arbeiten. Ebenso wenig ist Ihr Schlafzimmer eine Abstellkammer.

Richten Sie also Ihr Schlafzimmer mit Liebe und Sorgfalt nach Ihrem Geschmack ein. Möblieren Sie es sparsam, wählen Sie warme Farben und achten Sie darauf, dass Sie den Raum abdunkeln können. Schöne Bilder an den Wänden laden zum Betrachten ein und helfen beim Einschlafen. Bett und Decke sollten in erster Linie groß genug sein und ausreichend Bewegungsfreiheit bieten. Das Bett sollte nicht in der Nähe des Fensters stehen, damit Zugluft und Kältestrahlung im Winter nicht stören.

Lüften Sie das Zimmer regelmäßig und halten Sie es etwas kühler als die übrige Wohnung.

Bilder für Ihre Träume

Förderlich für die Entspannung und also für einen guten Schlaf sind dagegen Bilder, die Ihnen etwas sagen oder etwas bedeuten. Hängen Sie ein oder mehrere Bilder, die Sie gern betrachten, so auf, dass Sie sie vom Bett aus sehen können.

Große Spiegel sind ein gutes Mittel im Schlafzimmer, um den Raum optisch zu vergrößern und heller zu machen. Sie sollten sie nur so aufhängen, dass die Morgensonne nicht hineinscheint und Sie im Bett blendet und damit aufweckt.

Förderlich für einen guten Schlaf sind Bilder, die Ihnen etwas sagen oder etwas bedeuten. Hängen Sie ein oder mehrere Gemälde oder Urlaubsfotos, die Sie gern betrachten, so auf, dass Sie sie vom Bett aus sehen können.

Das optimale Raumklima

Sie sollten das Schlafzimmer mit Jalousien oder Rollos abdunkeln können. Wählen Sie hierfür eine optisch leichte Variante statt schwerer Vorhänge, denn die wirken düster und fangen außerdem eine Menge Staub ein, was nicht gesundheitsfördernd ist.

Richten Sie Lampen in Ihrem Schlafzimmer so ein, dass Sie es morgens sehr hell ausleuchten können. Dadurch fällt Ihnen im Winter das Aufstehen leichter. Installieren Sie am Bett eine Leseleuchte, damit Sie abends noch ein wenig lesen können, am besten eine mit einem Dimmer, sodass Sie die Helligkeit Ihrer Stimmung anpassen

Die Temperatur im Raum sollte kühler sein als in der übrigen Wohnung, weil der Körper nachts die Chance haben muss, eine Stufe kühler zu schalten, um gut schlafen zu können. Allgemein wird eine Temperatur zwischen 14 und 18 °C empfohlen, doch auch hier gilt: ein jeder nach seinem Geschmack. Manche können nur bei geöffnetem Fenster schlafen, andere nehmen als Alternative die offene Schlafzimmertür. Befeuchten Sie im Winter dem Raum etwas, so dass die Luftfeuchtigkeit um die 50 Prozent beträgt, denn kalte Luft ist sehr trocken und kann deswegen die Atemwege reizen. Zur Befeuchtung brauchen Sie keinen elektrischen Raumbefeuchter, schon ein feuchtes Handtuch über der Heizung reicht vollkommen aus.

Zusammen oder getrennt schlafen?

Ihr Partner schnarcht? Sie haben beide verschiedene Präferenzen, was die optimale Schlafzeit angeht? Der eine liest abends noch gern im Bett und der andere möchte Musik hören? Sobald Sie das Gefühl haben, dass Sie besser schlafen könnten, wenn Sie allein im Bett oder im Zimmer wären, dann denken Sie doch einmal über getrennte Schlafzimmer nach. Dagegen spricht überhaupt nichts, außer der Möglichkeit, dass Sie schlechter schlafen, weil Ihnen die Nähe des Partners fehlt. Es ist bestimmt kein Zeichen fehlender Liebe, wenn Sie Ihrem Partner vorschlagen, die Nächte versuchshalber getrennt zu verbringen, um besser schlafen zu können. Es bedeutet ja nicht, dass Sie den anderen verstoßen oder dass Sie Ihr Sexualleben einstellen wollen, sondern nur, dass Sie sich danach zum Schlafen trennen, wenn es Ihnen gut tut.

Feng-Shui für die Nacht

Eine ganze Reihe von Menschen richtet sich in letzter Zeit bei Fragen der Schlafzimmereinrichtung nach den Regeln des fernöstlichen Feng-Shui, einer jahrtausendealten chinesischen Harmonielehre. Nach den Regeln des Feng-Shui lassen sich Häuser bauen und Räume einrichten, so auch ein Schlafzimmer.

Wenn wir versuchen, die Wirkungen des Feng-Shui mit unseren westlichen wissenschaftlichen Methoden zu messen, scheitern wir zwangsläufig, denn unsere Methoden basieren ja auf unserer eigenen kulturellen Geschichte. Insofern verwundert es wenig, dass es keinerlei wissenschaftlichen Nachweis darüber gibt, ob sich die Schlafqualität in einem Feng-Shui-Zimmer verbessert. Deswegen kann ich aus schlafmedizinischer Sicht nicht grundsätzlich dazu raten, diese Regeln zu beherzigen. Wenn es Ihnen aber gefällt, sich so einzurichten, spricht überhaupt nichts dagegen und eine Menge dafür, denn dort, wo wir uns wohl fühlen, schlafen wir besser.

Zugluft vermeiden

Das Wohlfühlen gilt natürlich in allererster Linie für das Bett. Liegen Sie gern darin? Wenn ja, sind das schon einmal gute Voraussetzungen für eine erholsame Nacht. Kontrollieren Sie trotzdem anhand dieses Abschnitts, ob Sie etwas verändern können, um sich noch wohler zu fühlen. Wenn nicht, ist das umso mehr ein Anlass, über die Gründe nachzudenken.

Wo steht das Bett am besten? Nicht in der Nähe von Türen und Fenstern, wie es auch die Regeln des Feng-Shui vorsehen, denn dort kann es Zugluft geben, und das schadet Gesicht, Nacken und allen anderen unbedeckten Körperteilen. Im Winter gelangt zudem Kältestrahlung vom Fenster dorthin, die ebenfalls den Schlaf stört.

Sobald Sie das Gefühl haben, dass Sie besser schlafen könnten, wenn Sie allein im Bett oder im Zimmer wären, sollten Sie über getrennte Schlafzimmer nachdenken.

Nach den Regeln des Feng-Shui soll man wuchtige Schränke im Schlafzimmer vermeiden, ebenso Spiegel und alle scharfen Kanten, besonders solche, die auf das Bett zielen. Empfohlen werden blaue Farbtöne und warmes Licht, runde Linien und weiche Klänge.

Viele Schlafzimmer sind alles andere als gemütlich und laden wenig zum Schlafen ein.

Da gibt es die kalt-sterilen Endräume der Wohnung, in denen immer eine Grabestemperatur herrscht, mit Bett, Schrank und einem Stuhl für die abgelegte Kleidung, ansonsten weitgehend leer. In der Ecke stehen wahlweise Wäschekörbe oder Kartons, die sonst nirgends mehr Platz gefunden haben. Auf dem Schrank finden sich leere Koffer. Das Mobiliar sieht aus, als sei es komplett zur Hochzeit in einem Möbelmarkt gekauft worden und seither unverändert. Der Raum gleicht mehr einer Abstellkammer als einem Zimmer, in dem man 25 Jahre seines Lebens verbringen möchte.

Das Gegenteil davon sind die ungelüfteten Höhlen mit offen stehenden Schränken und Bergen von Kleidung. Neben dem Bett türmen sich die gelesenen und ungelesenen Bücher der letzten Jahre, diverse Fernbedienungen für Fernseher, DVD-Recorder und Musikanlage, Kaugummis und Papiertaschentücher, ein paar halb heruntergebrannte Kerzen. Schwer vorstellbar, dass es den Bewohner nicht ab und zu selbst davor ekelt.

Dritter Klassiker: die trendig ausstaffierten Vorzeigeräume ambitionierter, modebewusster und ansonsten unterbeschäftigter Bewohner. Teure Möbel, indirekte Beleuchtung. Bettwäsche passend zum Wanddekor, wohlplatzierte Leuchtobjekte. Sofern man nicht selbst der Schöpfer dieses Gesamtkunstwerks ist, beschleicht einem beim Zu-Bett-Gehen das Gefühl, man solle am besten keine Falten in die Kissen drücken.

Wieder andere machen ihr Schlafzimmer zum Arbeitszimmer. Kein Wunder, dass sie schlecht schlafen, wenn die Umgebung Arbeit signalisiert.

Haben Sie Ihr eigenes Schlafzimmer erkannt? Dann wird es allerhöchste Zeit, es einladender zu gestalten (siehe Seite 60).

Telefon

Sie müssen nicht ständig erreichbar sein, schon gar nicht in der Nacht. Mit dem Bewusstsein, sich jederzeit stören lassen zu können, werden Sie oberflächlicher schlafen. Besser: Telefon in die Diele.

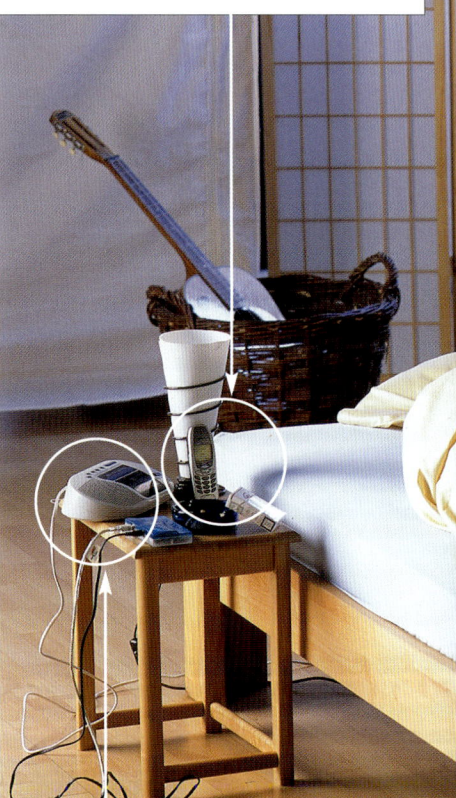

Handy und Kabelsalat

Schalten Sie das Handy nachts aus und verbannen Sie andere elektromagnetische Strahlenquellen und überflüssige Kabel aus Ihrer Bettumgebung. Noch ist nicht bewiesen, dass Elektrosmog nicht schadet.

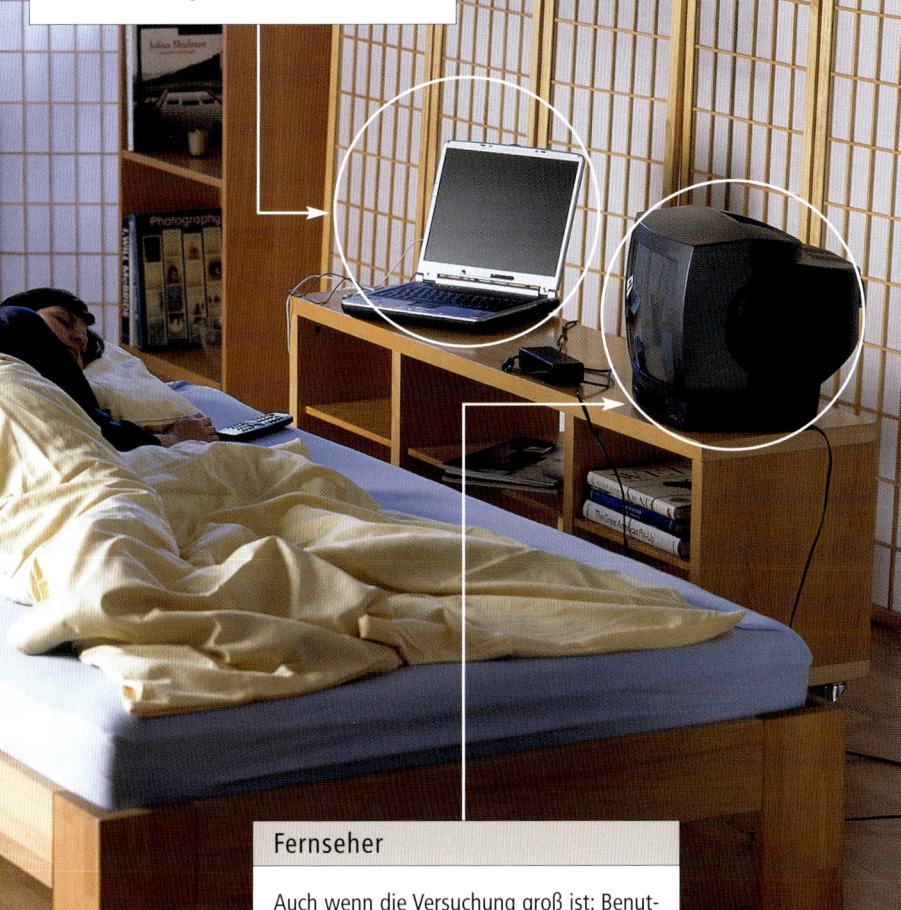

Computer

Arbeitsgeräte haben nichts im Schlafzimmer verloren, denn sie signalisieren Arbeit und nicht Entspannung. Wer beim Einschlafen an seine unerledigten Geschäfte denkt, wird sich nicht wohlig in die Kissen kuscheln.

Fernseher

Auch wenn die Versuchung groß ist: Benutzen Sie den Fernseher nicht als Schlafmittel. Das helle, flackernde Licht macht Sie innerlich unruhig, und je nachdem, was Sie sehen, auch die Bilder. Hören Sie lieber Musik.

Viel Platz im Bett

Ein Bett, das jedem einen erquicklichen Schlaf verschafft, gibt es nicht. So verschieden wie die Menschen sind nämlich auch die Betten, in denen sie gut schlafen können. Worauf der eine prima liegt, darauf hat der andere Probleme. Es bleibt also nichts anderes übrig, als sich »sein« Bett zu suchen.

So verschieden wie die Menschen sind auch die Betten, in denen sie gut schlafen können. Worauf der eine prima liegt, darauf hat der andere Probleme – es bleibt also nichts anderes übrig, als sich »sein« Bett zu suchen.

Bei jedem Einschlafen und in jeder Traumphase bewegen wir uns zigmal in der Nacht. Wir zählen bei einem gesunden, erholsamen Schlaf bis zu 20 größere Bewegungen mit Umdrehen und 50 weitere kleine Bewegungen pro Nacht, eine ganze Menge. Wenn wir durch das Bett bei unseren Bewegungen eingeschränkt sind, stört das schnell, denn es sind ja gerade die Phasen leichteren Schlafs, in denen wir uns bewegen. Deswegen muss das Bett unbedingt groß genug sein, das heißt idealerweise 20 Zentimeter länger als die Körpergröße und mindestens einen Meter breit. Ebenso sollte die Decke groß genug sein, damit wir uns bei unseren Bewegungen nicht ungewollt »frei strampeln«.

Bett mit Klimaanlage

Decke und Unterlage sollten unseren Körper auch darin unterstützen, seine Temperatur zu regeln. Um die Kerntemperatur auf die niedrigere Nachtstellung herunterzudrehen, versucht der Körper in der ersten Nachthälfte, Wärme abzugeben. Er transportiert die Wärme von innen nach außen in unsere Haut, deren Temperatur zunächst ansteigt. Die Haut ist ein exzellenter Temperaturregulator und beginnt sich zu erwärmen, zu dampfen oder sogar leicht zu schwitzen. Pro Nacht geben wir so etwa einen halben Liter Feuchtigkeit ab, die Bett und Decke uns helfen sollten, nach außen abzutransportieren. Denn später, in der zweiten Nachthälfte, steigt die Körpertemperatur wieder an, wir beginnen zu frösteln und brauchen eine wärmende Decke. Doch nur ein trockenes Bett ist ein warmes Bett. Deswegen sollten die Materialien von Decke und Matratze so gewählt werden, dass sie die Feuchtigkeit gut ableiten.

Die richtige Matratze

Um die Matratze wird in der Regel beim Bettenkauf in Fachgeschäften das meiste Aufhebens gemacht, andererseits haben sich die Matratzen-Discounter in den letzten Jahren auffallend vermehrt.

Grundsätzlich sind zwei Matratzen einer großen vorzuziehen. Vor allem die nächtlichen Bewegungen spürt der Bettpartner viel stärker bei einer großen Matratze.

Was immer Sie kaufen: Probieren Sie es aus, darauf zu liegen, und zwar zu Hause. Eine Matratze soll nachgeben, aber auch unterstützen, wo es unsere Körperform wünscht:

- In der Rückenlage soll die Matratze der Form unserer Wirbelsäule folgen, die weiterhin ein geschwungenes S bilden soll.
- In der Seitenlage sollen Schulter und Hüfte nur so weit einsinken, dass die Wirbelsäule eine horizontale Gerade darstellt.
- Eine zu harte Matratze verursacht Schmerzen an den Auflagepunkten unseres Körpers.
- Eine zu weiche Matratze unterstützt die Körperhaltung nicht, und wir versinken darin, was vor allem die Wirbelsäule gar nicht mag – oft eine Ursache für Schlafstörungen.
- Nach schlafmedizinischen und orthopädischen Gesichtspunkten sollte eine Matratze vor allem »punktelastisch« sein, das heißt auf einen Punkt bezogen elastisch, sonst eher hart. Testen kann man dies, indem man mit der Faust fest in die Matratze drückt. Nur dort soll sie nachgeben. Wegen der fehlenden Punktelastizität sind reine Federkernmatratzen inzwischen von den Taschenfederkernmatratzen abgelöst.

Was immer Sie an Matratze kaufen: Probieren Sie es aus, darauf zu liegen, und zwar zu Hause. Eine Matratze soll nachgeben, aber auch unterstützen, wo es unsere Körperform wünscht.

Latex oder Kaltschaum?

Moderne Matratzenkonstruktionen aus Latex oder Kaltschaum, die im Gegensatz zu weichen Federkernmatratzen keine Liegemulden wie bei einer Hängematte bilden, behindern die Bewegungen nicht. Nicht ganz so optimal sind so genannte viscoelastische Matratzen, deren Härte durch die Umgebungstemperatur verändert wird. Das sind Matratzen, die sich an die Körperform anpassen, wenn die Schlafzimmertemperatur über 18 °C liegt. Ist es kühler, was aus meiner Sicht empfehlenswert ist, werden diese Matratzen zu hart, und Sie liegen darauf wie in einem Gipsbett.

Das optimale Matratzenklima

Naturmatratzen und Futons können recht hart sein und Wasserbetten führen keine Feuchtigkeit ab. Letzteres ist für eine Matratze aber durchaus wichtig, weil sie immerhin ein Fünftel unserer Körperfeuchtigkeit aufnehmen muss. Außerdem besitzen Wasserbetten ein Heizsystem, das im Lauf der Nacht die körpereigene Temperaturregulation stört. Dafür am besten sind Latex-, Kaltschaum oder Taschenfederkernmatratzen aus einem Material, das »offenporig« oder »offenzellig« ist. Auch hier haben die »Viscomatratzen« deutliche Nachteile, denn deren Feuchtigkeitsableitung ist wesentlich schwächer. Gerade Menschen, die zum Schwitzen neigen, sollten auf solche Matratzen verzichten.

Unter der Matratze

Unter der Matratze liegt am besten ein Lattenrost oder eine Unterfederung aus Kunststofftellerplatten, wobei viele kleine aneinandergekoppelte Teller die Matratze in ihrer ganzen Länge und Breite von unten abstützen. Optimal ist es außerdem, wenn die Bereiche für Hüfte und Schulter sowie Kopf- und Fußteil verstellbar sind. Die Unterfederung soll auf jeden Fall die Eigenschaft der Matratze unterstützen und auf diese angepasst sein.

Das Mikroklima unter der Bettdecke

Damit die Temperatur und die Luftfeuchtigkeit um uns herum stimmen, soll die Bettdecke gut isolieren, die Körperfeuchtigkeit nach außen abgeben und zudem leicht sein.

Für das Mikroklima, in dem wir die Nacht verbringen, ist vor allem die Bettdecke entscheidend. Damit die Temperatur und die Luftfeuchtigkeit um uns herum stimmen, soll die Bettdecke gut isolieren, die Körperfeuchtigkeit nach außen abgeben und vor allem leicht sein. Aus welchem Material die Füllung ist, spielt keine große Rolle. Hochwertige Daunen sind feuchtigkeitsdurchlässig und zu empfehlen, da sie auch sehr leicht sind. Durch eine besondere Milbendichtigkeit der Decke werden auch Allergiker und Asthmatiker nicht mehr geplagt.

Wichtig ist, dass Sie unter Ihrer Decke weder frieren noch schwitzen. Da das aber ausschließlich von der Kälteempfindlichkeit des Einzelnen abhängt, gibt es hier keine allgemeine Empfehlung.

Ein sanftes Ruhekissen

Das Kopfkissen soll idealerweise nur 40 mal 80 Zentimeter groß sein. Das ist besser für die Schlafhaltung als das übliche Standardmaß von 80 mal 80 Zentimetern, denn das Kissen soll schließlich nur den Kopf und den Nacken stützen und gehört nicht unter die Schulter. Vorgeformte Kissen wie Nackenrollen sind nicht für jeden geeignet, aber Sie sollten auf die richtige Höhe achten. Manche Menschen schlafen besser auf einem dicken Kissen, andere besser flach. Bei manchen Modellen kann man mithilfe von Einlegeteilen die Höhe verändern. Kissen mit Daunen und Federn passen sich sehr gut dem Kopf und dem Nacken an und regulieren zudem gut die Feuchtigkeit, denn die geben wir ja auch an Hals und Kopf ab.

Was Sie schon aus hygienischen Gründen nicht vergessen sollten, ist, Bettzeug und auch die Matratze regelmäßig zu lüften und auszuklopfen. Das Bettzeug sollte täglich gelüftet werden, die Matratze am besten einmal pro Woche, mindestens einmal pro Monat. Sie werden staunen, welcher Staub sich darin ansammelt. Wenn Sie bedenken, dass sich die unvermeidlichen Milben über jedes Restchen abgeschorfter Haut hermachen und sich umso schneller vermehren, je mehr sie zu fressen bekommen, dann fällt Ihnen das Lüften vielleicht weniger schwer. Noch wichtiger ist, dass Bettzeug und Matratze regelmäßig gut durchtrocknen können, denn wo Feuchtigkeit hängen bleibt, findet sich irgendwann der Schimmel ein, was sehr ungesund und außerdem recht eklig ist. Bei allem Lüften und Wenden: Nach acht bis zehn Jahren hat jede Matratze hygienisch ausgedient, spätestens dann sollten Sie sich eine neue kaufen.

Versuchen Sie auch, den richtigen Einschlafzeitpunkt zu finden. Gehen Sie mal eine halbe Stunde früher oder später zu Bett und registrieren Sie mögliche Veränderungen. So können Sie Ihren optimalen Einschlafzeitpunkt finden.

Im Bett nur schlafen

Nachdem nun das Bett optimal vorbereitet ist für eine gute Nacht, noch ein Hinweis: Ihr Bett ist nur zum Schlafen da. Es ist kein zweites Sofa, auf dem Sie fernsehen oder stundenlang lesen, es ist auch kein Schreibtisch oder Esstisch, an dem gegessen wird. Obwohl ein sonntägliches Frühstück im Bett hin und wieder ein privates Fest sein kann und als Ausnahme nichts dagegen zu sagen ist, sollten Sie Ihr Bett nicht zu anderen Tätigkeiten missbrauchen. Sie sollten auch keine Eheprobleme darin diskutieren. Je eindeutiger Sie in Ihrem Bett ausschließlich schlafen, desto stärker wird das selbst anerzogene Signal: »Bett bedeutet Schlafen.« Verhaltenstherapeuten nennen das »Stimuluskontrolle«. Wenn Sie aber in Ihrem Bett ständig auch andere Dinge tun, die zudem negative Aspekte haben, dann assoziieren Sie damit automatisch auch Aktivitäten und sind nicht grundsätzlich auf Schlafen eingestellt, sobald Sie ins Bett gehen. Lassen Sie also alles Unangenehme außen vor, und widmen Sie Ihr Bett nur dem Schlaf.

> SCHLAFKULTUR UND SCHLAFHYGIENE

Viele Bereiche unseres Tageslebens haben wir im Lauf der Zivilisationsgeschichte kultiviert, nicht nur im Geistesleben mit der Hochkultur, sondern auch im Alltag. Wir kultivieren unsere Mahlzeiten, indem wir immer neue Zubereitungsformen ausprobieren, wir kultivieren unser äußeres Erscheinungsbild durch die Wahl unserer Kleidung, und wir kultivieren unsere häusliche Umgebung durch Möbel und Einrichtungsgegenstände. Jeder Tag in unserer zivilisierten Welt ist voller Alltagskultur, auch wenn wir uns dessen nicht immer bewusst sind. Da die Nacht aber einen wesentlichen Teil des Lebens einnimmt, sollten wir uns also überlegen, wie wir den späten Abend und die Nacht genussvoller und schöner gestalten könnten. Das ist **Schlafkultur**.

Die Nacht bewusst gestalten

Dazu gehören etwa die Kunst, abends Stress abzubauen und zu entspannen. Wer seine Abende mit schönen Dingen verbringt und wer genügend Muße aufbringt, die Dinge in Ruhe zu tun, hat schon einen großen Teil dieser Kunst für sich selbst entdeckt. Ebenso gehört zur Schlafkultur, das Schlafzimmer und das Bett wichtig zu nehmen und es sich darin schön zu machen. Schlafkultur entsteht nicht durch die Einhaltung von Regeln, sondern durch eine innere Einstellung und eine Haltung, die die Nacht und den Schlaf nicht als notwendiges Übel betrachtet, sondern als eine Chance, das Leben noch mehr zu genießen.

Regeln der Schlafhygiene

Konkreter sind die Regeln zur Schlafhygiene. Sie betreffen zwar auch einen guten Umgang mit der Nacht und dem Schlaf, sind aber schon darauf ausgerichtet, Menschen mit Schlafproblemen zu helfen. Schlafhygiene meint in einem übertragenen Sinn, den Tag und die Nacht von störenden Einflüssen sauber zu halten und gewisse Regeln ernst zu nehmen, die eine Grundvoraussetzung für guten Schlaf sind.

Dazu gehört ein gut organisiertes Leben mit regelmäßigen Mahlzeiten und Schlafzeiten. Wenn wir dafür sorgen, regelmäßig schlafen zu gehen und rechtzeitig aufzustehen, verinnerlichen wir die Zeit zum Entspannen und Schlafen und finden dann auch leichter zur Ruhe. Wenn wir im Bett nichts tun außer schlafen, dann lernt der Körper, dass dieser Ort für den Schlaf da ist, und wird sich allein durch die Umgebung und ihre konstante Funktion schneller auf Schlafen einstellen. Wenn wir abends in der letzten halben Stunde vor dem Schlafengehen immer die gleichen Dinge tun, bereiten wir uns optimal auf die Ruhephase vor. Zur Schlafhygiene gehört aber auch, nachts für Ruhe zu sorgen, für die richtige Raumtemperatur und für eine sinnvolle Ernährung im Zusammenhang mit dem Schlaf. In diesem Buch sind eine Vielzahl von Tipps zusammengestellt, die freilich nicht jeder alle für sich berücksichtigen kann. Jeder sollte sich daraus jene Regeln aussuchen, die zu ihm passen und von denen er glaubt, dass er sie auch umsetzen kann.

Entspannen lernen

Ohne Entspannung kein Schlaf. Wer keine Schlafprobleme hat, denkt oft gar nicht darüber nach, wie er sich entspannt, er tut es einfach, der Glückliche. Wenn Sie zu diesen Menschen nicht gehören, ist das dennoch kein Grund, neidisch zu werden, denn Entspannung kann man lernen. Dazu gibt es eine Menge Verfahren, professionelle und hausgemachte, und es ist völlig gleich, welches Sie anwenden, wenn es zum Ziel führt. Suchen Sie sich also unter den Folgenden eines aus, von dem Sie glauben, dass es Ihnen liegen könnte, und fangen Sie damit an.

Die Zielsetzung mancher Verfahren ist entweder direkt die Entspannung, so bei der progressiven Muskelentspannung, dem autogenen Training und dem Biofeedback. Erreicht wird das Ziel jeweils durch eine Selbstsuggestion, durch eine bewusste Beeinflussung des eigenen Körpers und Geistes. Das ist kein Hokuspokus, sondern wissenschaftlich gut belegt. Andere Methoden setzen mehr auf Bewegungsübungen oder geistige Versenkung und haben die Entspannung quasi als Nebenprodukt, etwa Yoga, Tai-Chi oder Qigong, Meditation oder Atemübungen.

Autogenes Training: Ich bin ganz ruhig

Das autogene Training nach Schultz, das auf einer Art Selbstsuggestion beruht, ist wohl das bekannteste Entspannungsverfahren mit großer Wirksamkeit. Mittels formelartiger Vorsätze wie »mein Arm ist ganz schwer« lernen Sie, Schwere- oder Wärmeempfindungen in Ihrem Körper zu erzeugen, dabei ruhiger zu atmen und sich zu entspannen. Nach längerem Training ist es auch möglich, mit dem ganzheitlichen Vorsatz »ich bin ganz ruhig« Entspannung herbeizuführen und das Verfahren auch bei Schlafproblemen einzusetzen.

Dazu sind aber einige Monate Training und Übung nötig, wenn nicht sogar Jahre. Es allein wegen einer Schlafstörung zu erlernen, halte ich für ein aufwändiges Verfahren. Wenn Sie aber generell Gefallen daran finden und meinen, dass Ihnen autogenes Training auch im übrigen Leben hilft, sollten Sie es lernen. Um es zu erlernen, braucht man aber auf jeden Fall einen Lehrer. Autodidaktische Übungen würde ich hier nicht anraten, weil Sie am Anfang jemanden brauchen, der Sie in einer flexiblen Geschwindigkeit anleitet.

Das autogene Training nach Schultz ist wohl das bekannteste Entspannungsverfahren mit großer Wirksamkeit. Mittels formelartiger Vorsätze wie »mein Arm ist ganz schwer« lernen Sie, Schwere- oder Wärmeempfindungen in Ihrem Körper zu erzeugen und sich zu entspannen.

71

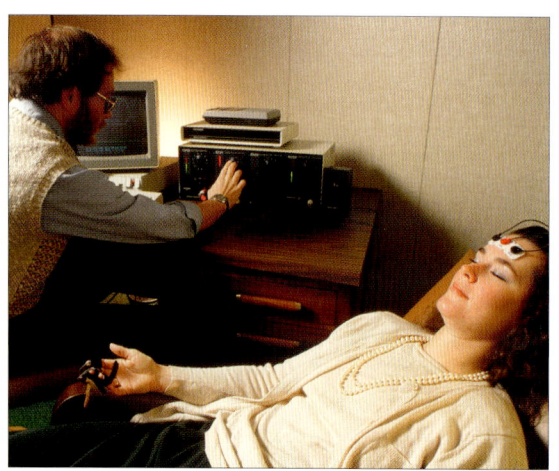

Biofeedback macht die Entspannung sichtbar. So lässt sie sich leichter bewusst verstärken.

Da sich keine CD auf Sie persönlich einstellen kann und die Methode nur funktioniert, wenn Sie nicht zwischendurch auf eine Fernbedienung drücken müssen, sondern sich voll konzentrieren können, lernen Sie autogenes Training wirklich gut nur in einem Kurs, bevor Sie es dann in Eigenregie übernehmen können.

Biofeedback: Entspannung sichtbar gemacht

Beim diesem Verfahren werden die Patienten, während sie unter Anleitung entspannen, an Elektroden angeschlossen und diese an ein Gerät, das die Anspannung und die Entspannung objektiv misst und auf einem Bildschirm sichtbar oder über Töne hörbar macht. Man erhält so einen Beweis der eigenen Entspannung, ein Feedback der biologischen Vorgänge, und lernt durch die Rückkopplung schnell, An- und Entspannung zu beeinflussen. Manche lernen es allein dadurch, dass sie in dem Augenblick, in dem die Entspannung zunimmt, dieses sehen oder hören und so diesen Zustand verstärken können. Anfangs und während eines Trainings braucht man die Biofeedback-Geräte, nach einiger Zeit hat man aber gelernt, auch ohne diese elektronische Rückmeldung zu entspannen.

Die Biofeedback-Verfahren sind eine großartige Erfahrung, vor allem für Technikbegeisterte. Man erhält so ein apparatives Feedback und lernt dadurch schnell, An- und Entspannung zu beeinflussen.

Die Methode wirkt verblüffend gut, bedeutet aber einen gewissen Aufwand. Zunächst ist das Angebot an Biofeedback bei weitem nicht so groß wie das für die progressive Muskelentspannung und das autogene Training. Das ist kein Wunder, denn man benötigt nicht nur einen Trainer und eine weiche Unterlage, sondern spezielle Geräte. Meistens sind es Psychologen, die Biofeedback anbieten. Es gibt auch transportable Geräte, die Sie zu Hause verwenden können, und die Elektroden können Sie einfach selbst befestigen, zum Beispiel am kleinen Finger. Wer also den Aufwand und den Umgang mit der Technik nicht scheut, findet hier ein hervorragendes Entspannungsverfahren.

Progressive Muskelentspannung nach Jacobson

Dies ist eine sehr empfehlenswerte Methode, die rasch zu lernen, einfach anzuwenden und meistens wirkungsvoll ist. Sie kombiniert körperliche mit geistiger Entspannung und ist daher ideal bei Schlafstörungen. Das Prinzip besteht darin, dass man sich auf Anspannung und Entspannung bestimmter Muskelgruppen konzentriert, dabei direkt körperlich entspannt und das Empfinden für Entspannung schärft. Sehr gezielt beginnt man bei den Händen und geht dann Schritt für Schritt über die Arme, Nacken, Schultern und das Gesicht zu Rücken, Bauch, Beinen und Füßen über. Indem man dabei erfährt, wie sich Anspannung bei jedem einzelnen Muskel oder einer Muskelgruppe anfühlt, wie im Unterschied dazu die Entspannung, ist man nach einigem Training in der Lage, diese Muskeln direkt willentlich zu entspannen. Das führt zu einer allgemeinen Entspannung des Körpers, der Herzschlag verlangsamt sich, die Atmung geht ruhiger, durch die Konzentration auf den Körper beruhigen sich die Gedanken, und für Grübeleien ist kein Platz mehr. Nach einiger Übung ist es uns schließlich möglich, allein durch den Vorsatz »ruhig« beim tiefen Ausatmen zu entspannen.

Die progressive Muskelrelaxation ist rasch zu lernen, einfach anzuwenden und meistens wirkungsvoll. Sie kombiniert körperliche mit geistiger Entspannung und ist daher ideal bei Schlafstörungen.

Am wirkungsvollsten lernt man die progressive Muskelentspannung in einem Kurs in Gruppen von rund zehn Personen. Meine Empfehlung ist daher, zunächst einen solchen Kurs zu besuchen und erst danach mit einer CD oder einem Buch zu Hause weiterzumachen. Machen Sie die Übungen zunächst tagsüber und nicht vor dem Einschlafen, bis Sie das Gefühl haben, mit dem Verfahren entspannen zu können. Auch tagsüber ist das übrigens eine feine Methode, um zwischendurch Stress abzubauen, und Sie können nach einiger Übung sogar auf dem Bürostuhl entspannen. Wichtig ist aber in jedem Fall, dass Sie regelmäßig üben, denn sind die Pausen zwischen den Übungseinheiten länger als vier Tage, »verliert« der Muskel bereits etwas von seiner raschen Entspannungsfähigkeit.

Um vorab einmal auszuprobieren, worum es dabei geht, stelle ich Ihnen hier eine sehr komprimierte Kurzanleitung vor, die Sie probehalber einmal praktisch durchgehen können, um zu wissen, ob das etwas für Sie wäre. Wenn Sie sich mit der Methode der progressiven Muskelentspannung anfreunden können, empfehle ich Ihnen trotzdem, sich anschließend die Zeit zu nehmen und einen Kurs zu besuchen, man lernt es dort einfach besser.

ÜBUNG: PROGRESSIVE MUSKELENTSPANNUNG

Legen Sie sich zu diesen Entspannungsübungen bequem auf eine Unterlage auf den Rücken und schließen Sie die Augen. Schließen Sie Ihre rechte Hand zu einer Faust. Spannen Sie Ihre Faust mit maximaler Kraft an, fühlen Sie die Anspannung und ordnen Sie ihr den Wert 100 zu. Halten Sie die Spannung 6 Sekunden. Lassen Sie wieder los und warten Sie, bis die Spannung auf 0 heruntergegangen ist. Fühlen Sie die Entspannung 15 Sekunden. Probieren Sie nun mittlere Spannungswerte aus: 50, 70 oder 30, und registrieren Sie, wie sich das jeweils anfühlt. So lernen Sie gezielt, unterschiedliche Spannungen zu erzeugen und wahrzunehmen.

Kombinieren Sie diese Übung dann mit Ihrer Atmung: Atmen Sie beim Anspannen ein, halten Sie dann gleichzeitig mit der Spannung 6 Sekunden den Atem an, atmen Sie dann mit der Entspannung fühlbar und hörbar aus. Das Gleiche machen Sie nun mit der linken Faust.

Danach trainieren Sie weitere Muskelgruppen. Formen Sie erneut eine Faust und ziehen Sie sie zur Schulter der gleichen Körperseite. Halten Sie Ihren Arm so 6 Sekunden lang maximal unter Spannung, lassen dann mit einem Schlag los und fühlen Sie die Entspannung. Warten Sie 15 Sekunden und wiederholen Sie die Übung dann jeweils sechsmal. Weitere Muskelgruppen spannen Sie so an: Ziehen Sie beide Schultern nach vorn zur Brust. Drücken Sie beide Schulterblätter ganz fest gegen den Boden. Drücken Sie Ihren Kopf fest gegen den Boden. Winkeln Sie die Beine so an, dass die Unterschenkel genau waagerecht parallel zum Boden verlaufen, ziehen Sie dann die Zehen nach unten in Richtung Fußsohle und halten Sie diese Spannung. Solche Übungen gibt es für alle Körperbereiche, auch für Mund, Augen und den Bauch. Wenn Sie etwas Erfahrung mit Gymnastik haben, können Sie sich die weiteren Übungen auch selbst ausdenken.

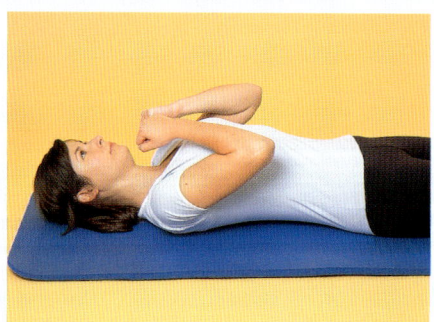

❶ Ziehen Sie mit Kraft die Faust zur Schulter der gleichen Körperseite und halten Sie Ihren Arm so 6 Sekunden lang maximal unter Spannung.

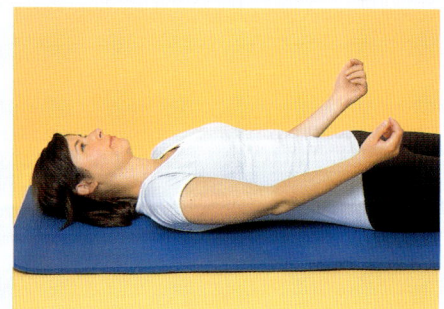

❷ Lassen Sie die Spannung mit einem Schlag los und fühlen Sie die Entspannung. Warten Sie 15 Sekunden und wiederholen Sie die Übung 6-mal.

Meditation: die Kunst des Sich-Versenkens

Alle Kulturkreise und Religionen kennen die Meditation als ein Mittel, sich gleichzeitig zu entspannen und zu konzentrieren, ganz im Hier und Jetzt zu sein und sich eins mit dem zu fühlen, was man gerade denkt oder tut. Die alten Griechen übten sich in Selbstversenkung, in Indien ist Meditation Teil des Yoga, in Japan Teil des Zen. Die moderne amerikanische Variante heißt »Flow-Meditation«, doch alle meinen das Gleiche: Was immer wir denken und tun, es bewusster zu tun, intensiver zu erleben und dabei nicht ablenken zu lassen. Meditation ist somit das Gegenteil von Ablenkung und Unterhaltung. Dies führt ganz nebenbei zu Entspannung.

Meditation kann man, muss man aber nicht in einem Kurs lernen. Für die Menschen, denen mit festen Regeln besser geholfen ist, bietet sich eine der vielfältigen Meditationsmethoden als Seminar an. Meditation kann man aber auch jeden Tag in fast jeder Situation, in der man allein ist, versuchen und üben. Man braucht dazu etwas Disziplin und Ausdauer, die sich aber lohnen. Praktisch jede Tätigkeit lässt sich meditativ ausüben, sei es das Spazierengehen, das Bügeln oder, wie es ein Buchtitel nahe legt, das Warten eines Motorrads. Wichtig dabei ist, dass man sich nur auf diese Tätigkeit konzentriert, sich nicht ablenken lässt und mit den Gedanken ganz bei sich und dieser einen Verrichtung ist. Machen Sie beispielsweise Ihre Arbeit, schauen Sie sich selbst dabei zu und beobachten Sie sich von außen. Lächeln Sie dabei, vor allem wenn etwas nicht klappt. Spüren Sie, wie Sie sich dabei körperlich und geistig entspannen.

Das Ziel der Meditation ist Selbsterkenntnis und innere Harmonie, die nebenbei auch dazu führen, dass Sie sich besser entspannen und dadurch auch nachts besser schlafen können. Auch wenn Sie keinen Kurs besuchen, können Sie es am Abend, aber auch einmal tagsüber, mit der einfachen Meditationsübung im Kasten rechts versuchen.

> 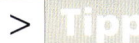 **Tipp**

Machen Sie eine Phantasiereise. Setzen Sie sich dazu an einen ruhigen Platz und schließen Sie die Augen. Denken Sie an einen Ort, an dem Sie glücklich waren, und stellen Sie sich diesen Ort vor. Sehen Sie die Farben, riechen Sie die Gerüche, hören Sie die Geräusche. Gehen Sie an einem einsamen Strand spazieren, fahren Sie durch menschenleeres Gebirge oder fliegen Sie über Ihre Lieblingslandschaft. Denken Sie nur an diesen Ort, seine Landschaft, seine Pflanzen, seine Menschen. Sie werden merken, wie Ihr Atem tiefer wird, Ihr Herz ruhiger schlägt und Sie sich langsam immer mehr entspannen. Lassen Sie sich dafür zehn Minuten Zeit, später bis zu einer halben Stunde.

Yoga: Entspannung auf Indisch

Yoga stammt aus Indien und ist mehr eine Lebenshaltung als eine Methode. Insofern kann Yoga von Menschen, die sich mit der zugrunde liegenden Kultur und Einstellung anfreunden können, indirekt auch als Entspannungsverfahren benutzt werden, es ist aber keine schnelle Methode zur Entspannung. Yoga zielt mit einer hochentwickelten Philosophie auf allgemeine Gelassenheit, Selbstsicherheit und Ruhe, und die bei uns landläufig bekannten Übungen sind nur ein kleiner Ausschnitt aus der ganzheitlichen Lehre. Gleichwohl lassen sie sich unter Anleitung eines erfahrenen Lehrers lernen und sind bei ständiger Übung ein gutes Mittel, um ausgeglichener und ruhiger durchs Leben zu gehen, sowohl bei Tag als auch – und darauf kommt es hier ja an – in der Nacht. Wer also offen ist für exotische Philosophien, für den ist Yoga eine durchaus empfehlenswerte Kunst. Auf Seite 77 beschrieben sind zwei typische Yoga-Übungen, die Ihnen einen ersten Eindruck von dieser Methode geben sollen. Es sind beides Übungen, die zur Entspannung führen und von daher bei Schlafstörungen sinnvoll sind.

Qigong und Tai-Chi sind wirksame Kombinationen von Körperübungen mit Konzentrations- und Entspannungsmethoden.

Qigong und Tai-Chi: Entspannung auf Chinesisch

Diese Übungen stammen aus China und sind wahrscheinlich mehrere tausend Jahre alt. Qi bedeutet Lebensenergie, und Qigong ist die Kunst, die Lebensenergie zu beeinflussen. Qigong-Übungen sind Körperhaltungen und langsame Bewegungen, ähnlich einem langsamen Tanz, kombiniert mit Konzentrationsübungen, Atemtechniken und autosuggestiven Vorstellungen.

Abgeleitet davon sind die Übungen des Tai-Chi, die optisch ähnlich aussehen, bei denen es aber weniger auf das Atmen ankommt und die verstärkt den ganzen Menschen einbeziehen. In China ist Tai-Chi, das übersetzt »das höchste Prinzip« und die harmonische Einheit von Yin und Yan bedeutet, ein Massensport.

Beides halte ich für eine sehr wirksame Kombination einer Körperübung mit einer Konzentrations- und Entspannungsmethode. Hier erfährt man am besten wiederum in einem Kurs, wie bestimmte Bewegungen den Geist beeinflussen können. Es erscheint mir weniger geeignet, um körperliche Spannungen direkt abzubauen. Wohl aber kann man mittels tänzerischer Dehnübungen körperlich und geistig zur Ruhe kommen und damit das Einschlafen erleichtern.

> ÜBUNG: YOGA GEGEN SCHLAFSTÖRUNGEN

Meditatives Atmen

Setzen Sie sich auf die Fersen, aufrecht mit geradem Rücken. Strecken Sie die Arme gerade nach oben und falten Sie die Hände. Nur die Zeigefinger zeigen zur Decke Schließen Sie die Augen und atmen Sie durch die Nase tief und geräuschvoll ein und aus. Machen Sie die Übung anfangs drei Minuten lang, später länger.

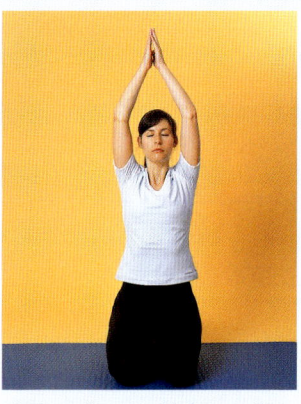

Ideal vor dem Einschlafen: meditatives Atmen zur Entspannung.

bogen fest in den Boden und senken Sie den Kopf dann vorsichtig nach hinten.

Halten Sie die Luft an, wölben Sie den Rücken so weit wie möglich nach oben und legen Sie den Kopf weiter nach hinten, bis der Scheitelpunkt den Boden berührt. Halten Sie diese Stellung eine Minute und atmen Sie dabei tief ein und aus.

Heben Sie dann beim Ausatmen vorsichtig den Kopf,

Der Fisch entspannt die Schultern

Legen Sie sich mit gestreckten Beinen auf den Rücken und schließen Sie die Schenkel. Legen Sie die Hände mit den Handflächen nach unten neben den Körper. Atmen Sie tief ein, ziehen Sie dabei den Brustkorb nach oben und stützen Sie sich auf die Ellbogen. Drücken Sie die Ell-

entspannen Sie den Rücken und strecken Sie sich wieder flach auf dem Boden aus.

Diese Übung können Sie mehrmals wiederholen. Wenn Ihnen dabei aber schwindlig oder übel wird, brechen Sie sofort ab, legen Sie sich flach hin und warten Sie, bis sich Ihr Kreislauf wieder ganz stabilisiert hat.

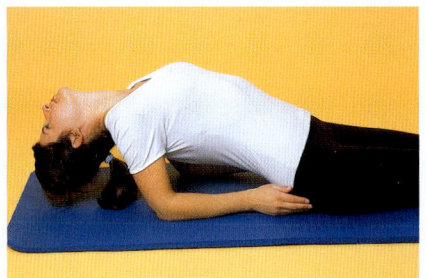

❶ *Atmen Sie für den Fisch tief ein und ziehen Sie den Brustkorb nach oben, der Kopf sinkt nach hinten. Stützen Sie sich auf die Ellbogen.*

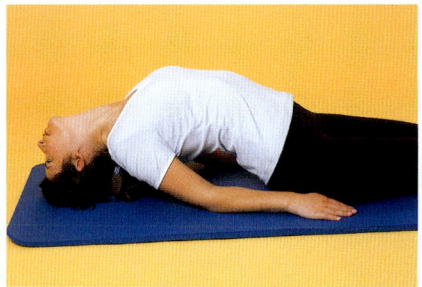

❷ *Legen Sie den Kopf weiter nach hinten, bis er den Boden berührt. Halten Sie diese Stellung eine Minute und atmen Sie dabei tief ein und aus.*

Hausmittel zur Entspannung

Es muss ja nicht immer eine professionelle Methode dahinter stecken, die Sie erst dazu befähigt, sich auf die eine oder andere Art abends zu entspannen. Vielen Menschen helfen auch schon Hausmittel, die man ganz einfach anwenden und ausprobieren kann. Die vier Methoden, die ich Ihnen vorstellen möchte, entspannen alle zuerst den Geist, damit der Körper nachfolgen kann. Ihnen ist gemeinsam, dass sie durch die Konzentration auf etwas Monotones und Beruhigendes alle beunruhigenden Gedanken beiseite drängen und so das Einschlafen möglich machen.

Eine kleine Nachtmusik

Vielen Menschen helfen schon einfache Hausmittel, die sich leicht anwenden lassen. Versuchen Sie es einmal mit einer ruhigen Musik am Abend, aber nicht als Hintergrundberieselung, sondern mit einer Musik, auf die Sie sich voll konzentrieren.

Versuchen Sie es einmal mit einer schönen ruhigen Musik am Abend, aber nicht als Hintergrundberieselung, sondern mit einer Musik, auf die Sie sich voll konzentrieren. Das ist eine Methode, die auf die eine oder andere Weise bei fast allen Menschen funktioniert, sobald man die richtige Schlafmusik gefunden hat. Was Sie sich dazu aussuchen, hängt von Ihrem Geschmack ab. Wenn Sie kein Musikliebhaber sind, probieren Sie es ruhig mit spezieller Entspannungsmusik. Stellen Sie die Musik leise, damit sie nicht stört und damit Sie genau hinhören müssen. Das fördert die Konzentration und macht es anderen Gedanken schwerer, sich in den Vordergrund zu drängen. Durch das meditative Hinhören stoppen wir das Gedankenkarussell, das uns oft nicht einschlafen lässt.

Eine Alternative mit gleicher Wirkung sind Hörbucher, also keine Hörspiele, die oft dramatisierende akustische Elemente haben, sondern vorgelesene Bücher. Es gibt inzwischen eine große Auswahl an Hörbüchern in den Buchhandlungen, die mit hervorragenden Sprechern aufgenommen sind und denen Sie sicher gern zuhören. Auch das kann einschläfern, wie ein kleines Kind, dessen Mutter oder Vater ihm eine Gute-Nacht-Geschichte vorliest. Schließlich sind wir Erwachsenen auch manchmal nur große Kinder.

Eine Frau berichtete mir vor einiger Zeit, dass sie nachts, wenn sie nicht schlafen kann, das Radio einschaltet und zwar eine Nachrichtenwelle, etwa B5 aktuell oder mdr Info, auf der die ganze Zeit in relativ monotoner Stimmlage Neuigkeiten berichtet werden, unterbrochen nur von den immer gleichen Jingles. Das wirkt offenbar so beruhigend, dass sie darüber einschlafen kann.

Damit Sie sich beruhigt über Musik oder Erzählung in den Schlaf sinken lassen können, stellen Sie das Abspielgerät auf eine »Sleep«-Funktion, sodass es sich nach der eingestellten Zeit von selbst abschaltet. Haben Sie kein Gerät mit einer solchen Funktion, dann kann sich die Investition durchaus lohnen. Wenn Musik oder Radio den Partner stören sollte, nehmen Sie Ohrhörer.

Zählen ohne Schäfchen

Ein bisschen schwieriger als Schäfchenzählen muss es schon sein, damit Sie sich darauf konzentrieren können und es Sie von Ihren sonstigen Gedanken ablenkt. Wie schwierig es sein soll, hängt natürlich von Ihren arithmetischen Fähigkeiten ab und von der Übung. Am Anfang sollen Sie es jedenfalls nicht ohne ein gewisses Nachdenken schaffen. Zählen Sie also zum Beispiel in 7er-Schritten vorwärts, oder von der Zahl 1000 in 3er-Schritten rückwärts. Zu schwer dürfen Sie es sich aber nicht machen, sonst ärgern Sie sich und erreichen das Gegenteil. Es muss gerade so schwer sein, dass Sie ein bisschen nachdenken müssen, es aber dann gut schaffen.

Wenn Sie ein paarmal darüber eingeschlafen sind, senken Sie den Schwierigkeitsgrad. Vereinfachen Sie die Übung ein wenig, und Sie werden sehen, es funktioniert immer noch. An einen Patienten erinnere ich mich, der auch damit begonnen hat, von der Zahl 1000 rückwärts zu zählen, und heute nur noch bei 10 anfängt. Bevor er bei der 1 ist, ist er eingeschlafen. Ich kann freilich nicht garantieren, dass es wirkt, aber einen Versuch ist es allemal wert.

Einfache Atemübungen

Versuchen Sie es mit der Konzentration auf die eigene Atmung. Legen Sie sich auf den Rücken, eine Hand auf den Bauch, und spüren Sie das Ein und Aus Ihrer Atmung. Achten Sie darauf, dass sich beim Einatmen zuerst der Bauch hebt, und dann die Brust, dann atmen Sie tiefer. Sagen Sie dabei leise »ein – aus – ein – aus« und sprechen Sie ein langes »s« beim Ausatmen. Diese kleine Übung entspannt immer ein Stück weit, sie braucht aber ein wenig Übung. Der Vorteil dieser Methode ist, dass Sie über zwei Wege gleichzeitig entspannen: Sie schalten nicht nur durch die Konzentration auf das Atmen andere Gedanken aus, sondern entspannen sich allein schon durch die ruhigere und langsamere Atmung.

Die Ausblende-Technik

Zum Schluss möchte ich Ihnen noch eine Entspannungstechnik vorstellen, die zunächst etwas merkwürdig anmutet, die aber eine durchaus deutliche Wirkung zeigt. Sie funktioniert folgendermaßen: Wenn Sie im Bett liegen und nicht schlafen können, lauschen Sie genau in Ihre unmittelbare Umgebung. Was hören Sie? Wie viele verschiedene Geräusche können Sie unterscheiden? Sie hören zum Beispiel die Uhr ticken, vielleicht den Straßenverkehr oder vielleicht den Kühlschrank brummen. Merken Sie sich diese Geräusche und beginnen Sie nun diese Übung.

Bei der Ausblende-technik konzentriert man sich auf störende Geräusche oder Emp-findungen, nimmt sie bewusst wahr und blendet sie dann Schritt für Schritt wie-der aus, um sich schließlich nur noch auf den Atem zu konzentrieren.

Konzentrieren Sie sich zunächst auf Ihre Atmung und erweitern Sie dann Ihre Konzentration nacheinander auf die verschiedenen Geräusche: Atmen Sie im ersten Schritt bewusst zehnmal ein – aus – ein – aus, das ist Ihr Leitrhythmus. Im zweiten Schritt atmen Sie ein – aus – und hören auf die Uhr. Dann wieder ein – aus – die Uhr. Und so weiter, ebenfalls zehnmal. Im dritten Schritt atmen Sie ein – aus – die Uhr – der Kühlschrank – ein – aus – et cetera. Machen Sie so lange weiter, bis Sie alle Geräusche einbezogen haben, und blenden Sie dann Schritt für Schritt wieder eines nach dem anderen aus. Das Schema sieht bei zwei Geräuschen so aus:

1. Schritt: 10-mal »Ein – aus« (Atmung);

2. Schritt: 10-mal »Ein – aus« und – »die Uhr«;

3. Schritt: 10-mal »Ein – aus« – und – »die Uhr« – und – »der Kühlschrank«;

4. Schritt: 10-mal »Ein – aus« – und – »die Uhr«;

5. Schritt: beliebig oft »Ein – aus« (Atmung).

Entwickeln Sie nach diesem Prinzip Ihre persönliche Methode: Statt der Geräusche können Sie auch störende Empfindungen ein-beziehen, etwa kalte Füße. Durch die Konzentration auf die eigent-lich störenden Geräusche oder Empfindungen nehmen wir sie be-wusst wahr, gewöhnen uns an sie und blenden sie dann Schritt für Schritt aus, um uns schließlich nur noch auf den Atem zu konzen-trieren. Diese Methode ist vor allem dann geeignet, wenn Sie sich über nächtliche Störungen öfter ärgern. Auch hier kann ich nicht ga-rantieren, dass Sie darüber einschlafen werden, aber es gibt eine Rei-he von Menschen, denen die Ausblendetechnik geholfen hat.

Pflanzliche Schlafmittel

Die Heilung, Linderung und Vorbeugung von Krankheiten durch Heilpflanzen ist uraltes Wissen und wird unter der Bezeichnung »Pflanzenheilkunde« zusammengefasst. Hier meine ich erst einmal eine traditionelle Medizin, die im Wesentlichen aus Europa kommt. Leider hat dieser Aspekt der Heilkunde bei uns nicht den großen Stellenwert, den die Traditionelle Chinesische Medizin in den letzten Jahren errungen hat. Das wird ihr nicht gerecht, denn eine Traditionelle Europäische Medizin wä-

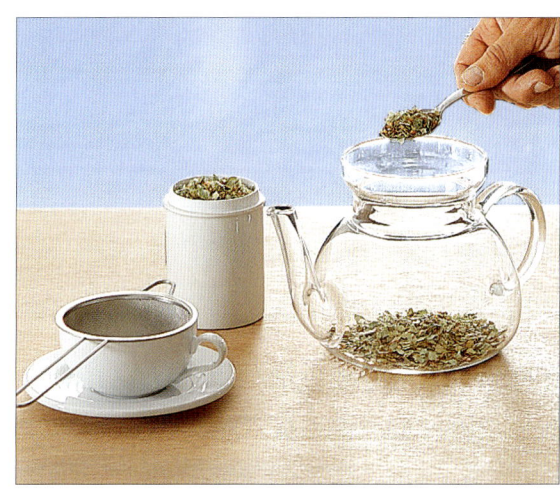

Ausgesprochen wirkungsvoll: Heilkräuter kommen auch in der Schlafmedizin gern als Teezubereitung zum Einsatz.

re es wert, als angestammtes Gebiet der Medizin angeboten und gelehrt zu werden. Die Heilpflanzenkunde ist auch in der Schlafmedizin ausgesprochen hilfreich und nicht schwer zu verstehen, denn es sind hauptsächlich sechs Pflanzen, die darin angewendet werden: in erster Linie der altbekannte Baldrian und seine Wirkstoffe, außerdem Hopfen, Passionsblume und Melisse, Johanniskraut und Lavendel. Sie wirken unterschiedlich und auch unterschiedlich gut.

Baldrian: der wirksame Klassiker

Allen voran ist der Baldrian *die* Schlafpflanze, und seine beruhigenden Wirkstoffe sind Bestandteil zahlreicher Arzneimittel, entweder allein oder in Kombination mit anderen Inhaltsstoffen. Diese Medikamente helfen nachweislich bei leichten bis mittleren Schlafstörungen. Der Vorteil von Baldrianpräparaten ist, dass sie keine narkotische Wirkung haben und deswegen nicht zu Benommenheit am folgenden Tag führen. Außerdem bergen sie im Gegensatz zu vielen synthetischen Schlafmitteln keine Suchtgefahr in sich.

In der Heilkunde wird nur die Baldrianwurzel verwendet, als deren Hauptwirkstoffe die im ätherischen Öl enthaltenen »Sesquiterpene« gelten. Wahrscheinlich sind aber alle Inhaltsstoffe gemeinsam an der beruhigenden und schlaffördernden Wirkung beteiligt.

Baldrian gibt es in Form von Tees, Frischpflanzenpresssäften, Tinkturen zum Einnehmen und Dragees. Da reiner Baldriantee sehr bitter schmeckt, sind Teemischungen die bessere Wahl. Aus dem gleichen Grund vermischt man den Frischpflanzenpresssaft am besten mit Apfel- oder rotem Traubensaft. Um sicherzugehen, dass man die richtige Dosis zu sich nimmt, empfehlen sich ohnehin standardisierte Fertigpräparate, die den zusätzlichen Vorteil haben, dass sie geschmacklich neutraler sind. Nach meiner Erfahrung wirken sie auch besser. Etwa eine halbe Stunde vor dem Schlafengehen nimmt man 250 bis 500 Milligramm des Baldrianwurzel-Extrakts als Kapsel zu sich oder einen Teelöffel Tinktur. Wenn das nicht hilft, kann man die tägliche Dosis ohne Bedenken bis auf das Doppelte erhöhen.

Ohne Nebenwirkungen

Der große Vorteil von Baldrianpräparaten ist, dass sie praktisch keine Nebenwirkungen besitzen. Deshalb spricht nichts gegen einen Versuch, den Schlaf mit Baldrian zu verbessern. Es hilft nicht jedem, aber ich habe mehrfach von Patienten gehört, dass unter allen synthetischen und pflanzlichen Medikamenten, die sie ausprobiert haben, nur Baldrian wirklich geholfen habe. Einen Nachteil haben Baldrianpräparate allerdings: Sie wirken meist nicht sofort. Die Wirkung setzt oft sogar erst nach zwei- bis dreiwöchiger Einnahme ein, weil die Verbesserung des Schlafs mit diesem sanften Mittel Zeit braucht. Eine Kombination mit anderen pflanzlichen Beruhigungsmitteln ist deswegen sinnvoll, wobei der Baldriananteil relativ hoch sein soll. Probieren Sie selber aus, welche Kombination Ihnen hilft, im Folgenden finden Sie einige geeignete pflanzliche Mittel.

> ### > Tipp
>
> Lassen Sie sich für einen Gute-Nacht-Tee folgende Teemischung von Ihrem Apotheker zusammenstellen: 35 g zerkleinerte Baldrianwurzel, 30 g Melissenblätter, 25 g Passionsblumenkraut und 10 g Lavendelblüten. Pro Tasse übergießen Sie einen gehäuften Teelöffel der Teemischung mit einer Tasse heißem Wasser, kochen es dann 20 Minuten lang zugedeckt, sodass die Aromastoffe nicht entweichen, lassen den Sud abkühlen und seihen die festen Bestandteile ab. Von diesem Tee können Sie täglich bis zu fünf Tassen trinken, davon zwei bis drei am Abend.

Hopfen: nicht nur im Bier

Wer gern Bier trinkt, weiß, dass der Gerstensaft müde macht – auch als alkoholfreies Bier. Die Wirkung beruht also nicht allein auf dem Alkohol, sondern auch auf

> HEILPFLANZEN ALS SCHLAFMITTEL

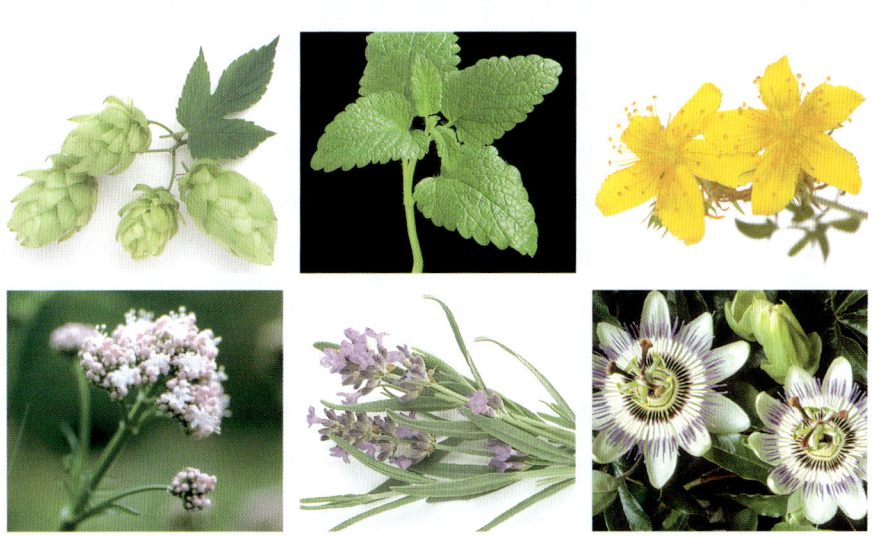

Die Heilpflanzenkunde ist auch in der Schlafmedizin ausgesprochen hilfreich und nicht schwer zu verstehen, denn es sind im Wesentlichen sechs Pflanzen, die darin angewendet werden: in erster Linie der altbekannte Baldrian (unten links) und seine Wirkstoffe, außerdem Hopfen, Melisse, Johanniskraut, Lavendel und Passionsblume (von links oben). Sie wirken unterschiedlich und auch unterschiedlich gut.

anderen Inhaltsstoffen, und die stammen aus dem Hopfen. Er enthält die Bitterstoffe Humulon und Lupulon aus den Hopfenzapfen, denen ein beruhigender und schlaffördernder Effekt zugesprochen wird. Wissenschaftlich nachgewiesen ist das nicht, aber es gibt zahlreiche Erfahrungen, dass Hopfen in Kombination mit Baldrian und Melisse dem Schlaf gut tut. Hopfen gibt es nur als Tee in Form der geschnittenen Pflanze oder als Pulverextrakt. Ein Teelöffel Hopfenzapfen pro Tasse genügt.

Melisse, Passionsblume und Lavendel

Beruhigende Wirkstoffe enthalten auch die Melisse, die Passionsblume und der Lavendel. In den Melissenblättern stecken die wohlriechenden ätherischen Öle mit einer ganzen Reihe von Bestandteilen, dabei auch Citronellal und Citral. Leider ist das Öl nur in sehr geringen Mengen in den Blättern enthalten, was Melissenöl sehr teuer macht: Ein Liter kostet auf dem Weltmarkt etwa 3000 Euro. Daher ist in vielen Produkten nur sehr wenig Öl aus der Melisse enthalten, zusätzlich aber ein zugelassener Ersatz, das Citronellöl.

Das Johanniskraut ist als pflanzliches Mittel gegen leichte bis mittlere Depressionen bekannt geworden und kann dadurch indirekt auch den Schlaf fördern: Wer in besserer Stimmung ist, schläft auch besser.

Bei der Passionsblume verwendet man das getrocknete Kraut, in dem mehrere sekundäre Pflanzenstoffe enthalten sind. Für den Duft des Lavendels ist ebenfalls ein ätherisches Öl verantwortlich, das verschiedene wirksame Substanzen, darunter Rosmarinsäure enthält. Auch ihnen wird eine beruhigende Wirkung attestiert, sowohl als Bestandteil von Tees oder auch in der Aromatherapie, die mit Duftstoffen arbeitet. Alle drei Pflanzen wirken am besten in Kombination mit Baldrian (siehe Tipp auf Seite 82).

Johanniskraut: nicht nur gegen Depressionen

Das Johanniskraut ist als pflanzliches Mittel gegen leichte bis mittlere Depressionen bekannt geworden und kann indirekt auch den Schlaf fördern. Wer in besserer Stimmung ist, schläft auch besser, und auf diesem Umweg zählt das Johanniskraut zu den pflanzlichen Heilmitteln bei Schlafstörungen, die man zumindest einmal ausprobieren kann. Die Pflanzen werden zur Blütezeit gesammelt, da sich die wirksamen Inhaltsstoffe sowohl in den Blättern als auch Blüten finden, vor allem Hypericin, Flavonoide, Gerbstoffe und ätherisches Öl. Das Hypericin beruhigt die Nerven, und die gesamte Wirkstoffkombination vermindert den Anstieg von Kortisol bei Stress. Johanniskraut ist in Apotheken in Form von Tee, Kapseln, Dragees, Tropfen und Saft erhältlich, die den Extrakt allein oder in Kombination mit anderen beruhigenden Substanzen enthalten.

Wie beim Baldrian spürt man bei Johanniskraut die Wirkung erst nach zwei bis vier Wochen. Ein weiterer Nachteil ist, dass durch die Einnahme von Johanniskraut Haut und Augen lichtempfindlicher werden, weshalb man sich im Sommer besonders gut vor der Sonne schützen muss. Wegen möglicher Nebenwirkungen mit anderen Arzneimitteln sollte man auch unbedingt einen Arzt informieren.

> ## > Tipp

Zur Beruhigung bei nervös bedingten Schlafstörungen ist eine Teezubereitung hilfreich. Die Tagesdosis beträgt 2 bis 4 g. Für den Tee übergießen Sie 2 gehäufte Teelöffel Johanniskraut mit einer Tasse Wasser, lassen ihn zugedeckt unter gelegentlichem Umrühren 20 Minuten kochen und seihen die festen Bestandteile ab. Morgens und abends trinken Sie ein bis zwei Tassen frisch zubereiteten Tee.

> BESSER SCHLAFEN IM ALTER

Ältere Menschen haben aus vielerlei Gründen häufiger Probleme mit ihrem Schlaf als jüngere. Aber auch sie können einige grundsätzliche Regeln beachten, die bei leichten Schlafstörungen oft schon zum Erfolg führen.

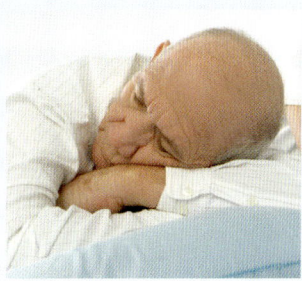

Aktiv am Tag

Gestalten Sie Ihren Tag so aktiv wie möglich, sowohl körperlich als auch sozial. Bewegen Sie sich, gehen Sie spazieren oder treiben Sie Sport. Pflegen Sie Hobbys, treffen Sie sich mit anderen Menschen, tauschen Sie sich aus. Je aktiver Sie tagsüber sind, desto besser schlafen Sie nachts.

Frische Luft

Halten Sie sich tagsüber viel draußen auf. Wenn Sie einen Garten haben, widmen Sie ihm einen Teil Ihres Tages. Was immer Sie draußen tun, es verbessert Ihren Schlaf doppelt: Es ermüdet durch die körperliche Aktivität, und das helle Tageslicht macht Sie fitter und lässt Sie nachts besser schlafen.

Leichte Kost

Ernähren Sie sich Ihrem Alter entsprechend: nicht mehr so schwer, vollwertig und mit ausreichend Flüssigkeitszufuhr. Im Alter lässt der Durst nach, und man muss öfter trinken, ohne Durst zu haben, um den täglichen Flüssigkeitsbedarf zu decken. Trinken Sie tagsüber und nicht mehr so viel am Abend, damit Sie in der Nacht seltener zur Toilette müssen. Essen Sie um 18 Uhr zu Abend, bitte nicht früher.

Früh aufstehen

Wenn Sie am Morgen aufwachen, stehen Sie auf, auch wenn es sehr früh ist. Versuchen Sie nicht, fehlenden Schlaf durch einen längeren Aufenthalt im Bett wettzumachen, das bewirkt nur das Gegenteil. Bringen Sie am Morgen Ihren Kreislauf in Schwung, indem Sie möglichst helles Licht machen, duschen, Gymnastik betreiben und zum Frühstück ein anregendes Getränk zu sich nehmen: Kaffee oder schwarzen Tee.

Nickerchen am Mittag

Wenn Sie den Tag nicht ohne Mittagsschlaf durchstehen können, gönnen Sie sich diesen. Eine halbe Stunde sollte reichen, maximal eine Stunde, denn je länger Sie tagsüber schlafen, umso kürzer wird Ihr Nachtschlaf.

Spät zu Bett gehen

Gehen Sie abends nicht zu früh schlafen, sonst ist die Nacht schneller wieder zu Ende. Überlegen Sie schon tagsüber, was Sie nachts tun könnten, wenn Sie aufwachen und nicht wieder einschlafen können. Probieren Sie, welche der in diesem Buch beschriebenen Möglichkeiten Ihnen am besten helfen.

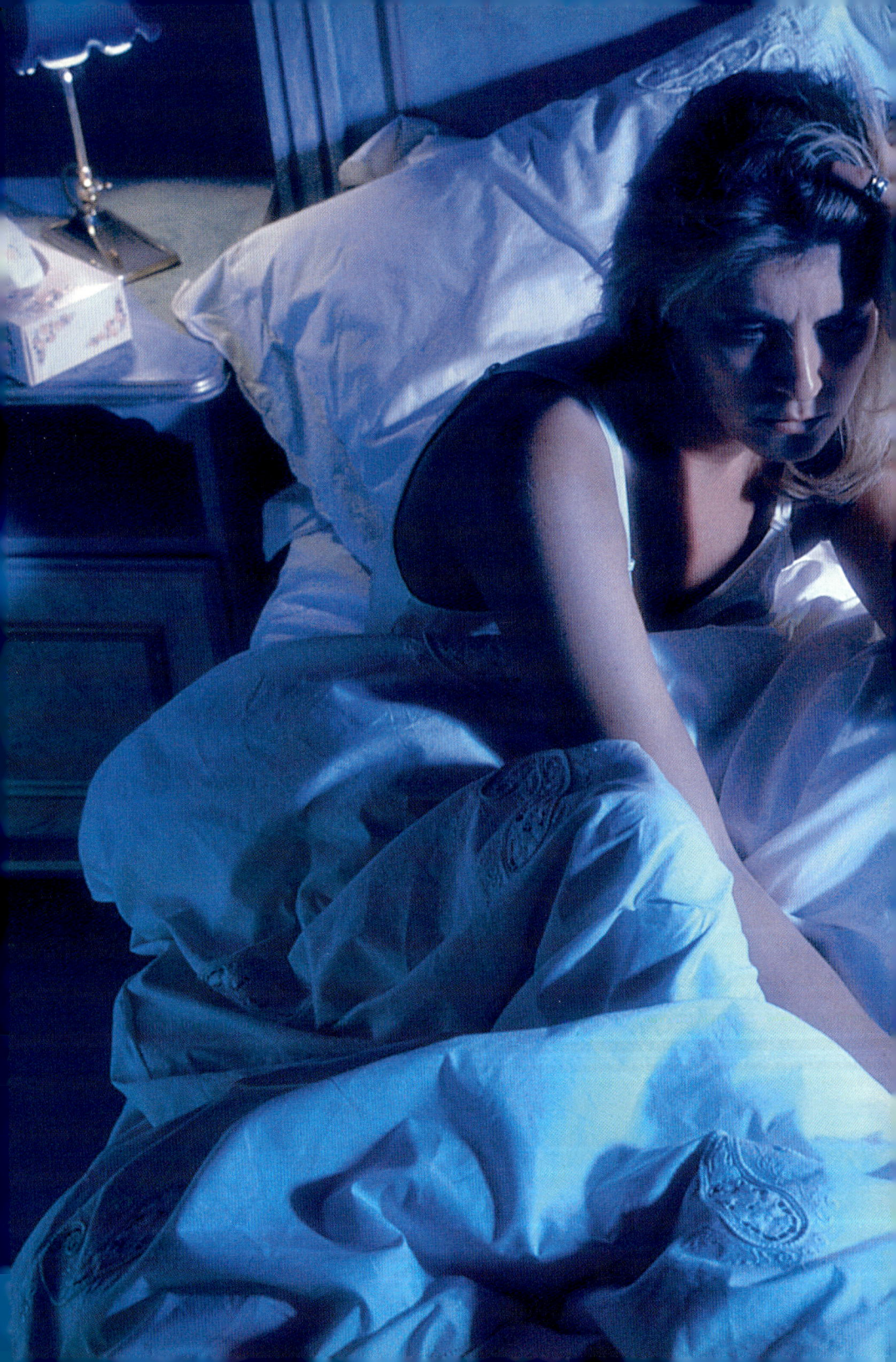

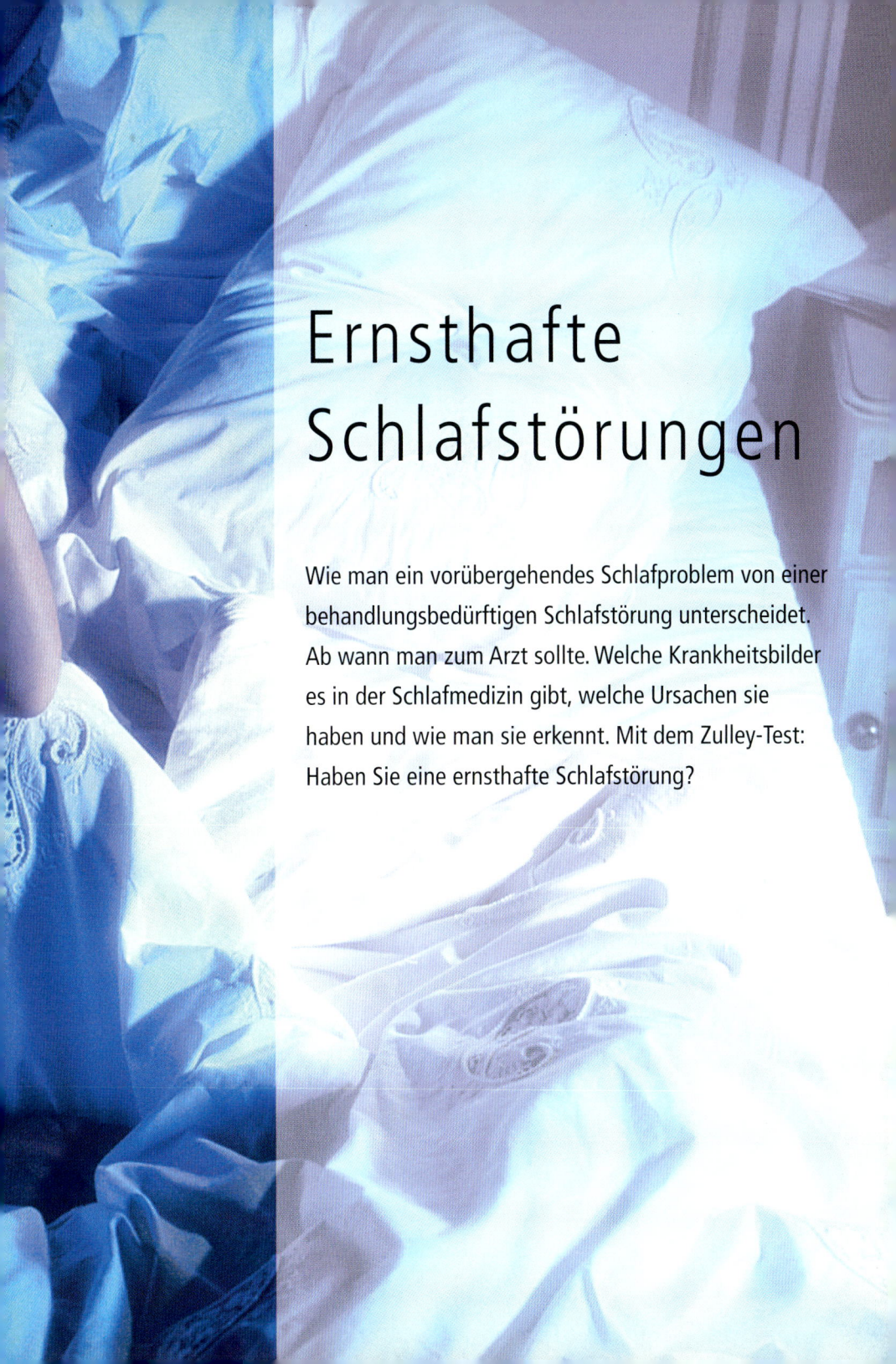

Ernsthafte Schlafstörungen

Wie man ein vorübergehendes Schlafproblem von einer behandlungsbedürftigen Schlafstörung unterscheidet. Ab wann man zum Arzt sollte. Welche Krankheitsbilder es in der Schlafmedizin gibt, welche Ursachen sie haben und wie man sie erkennt. Mit dem Zulley-Test: Haben Sie eine ernsthafte Schlafstörung?

Vielfalt der Schlafstörungen

Wenn Sie nun schon länger als vier Wochen jede oder fast jede Nacht schlecht schlafen und tagsüber unter der entsprechenden Müdigkeit leiden, dann ist es an der Zeit, darüber nachzudenken, was man gegen die Schlafprobleme tun könnte. Sie haben vermutlich eine Schlafstörung, und wenn Sie tatenlos bleiben, können sich die Probleme festsetzen und chronisch werden.

Manche Schlafstörungen bemerken die Betroffenen selber nicht. Sie schlafen gut, sind aber tagsüber oft unerklärlich müde. Besonders in solchen Fällen lohnt es sich, den eigenen Schlaf genau unter die Lupe zu nehmen.

Was nun? Wie bei jedem medizinischen Problem muss man der Sache zunächst einmal genauer auf den Grund gehen. Da die Schlafmediziner sage und schreibe 88 verschiedene Schlafstörungen unterscheiden und mindestens so viele Ursachen dafür kennen, wird jeder Arzt, den Sie deswegen aufsuchen, erst einmal genau nach den Umständen fragen. Diese Überlegungen können Sie vorher auch selbst anstellen, und manchmal brauchen Sie gar keine Therapie, sondern können aus eigener Kraft mit den Mitteln der Selbsthilfe etwas dagegen unternehmen.

Auf der anderen Seite gibt es auch Schlafstörungen, die die Betroffenen erst einmal gar nicht als solche bezeichnen würden. Sie schlafen gut, sind aber tagsüber oft unerklärlich müde. Auch in solchen Fällen lohnt es sich, den eigenen Schlaf unter die Lupe zu nehmen. Und schließlich gibt es jene Störungen, die man selbst gar nicht merkt, wohl aber der Partner. Kurze Atemstillstände im Schlaf gehören dazu oder das Schlafwandeln. Um all diese ernsthaften Probleme, ihre Anzeichen und Ursachen geht es in diesem Kapitel, und darum, ab wann man Hilfe in Anspruch nehmen sollte.

Probleme beim Ein- und Durchschlafen

Probleme beim Ein- und Durchschlafen (Insomnie) sind das, was man landläufig unter Schlafstörungen versteht und was auch mit Abstand am häufigsten vorkommt. 5 Millionen Menschen in Deutschland klagen über derart nächtliche Schwierigkeiten: Man liegt abends länger als eine halbe Stunde wach und kann nicht einschlafen, obwohl man müde ist. Man wacht in der Nacht auf und kann nicht mehr einschlafen oder man erwacht lange vor dem Morgen und findet keinen Schlaf mehr. Mindestens dreimal pro Woche geht das so, und länger als einen Monat hält es schon an. Auf Dauer zermürbt es die Betroffenen, sie fühlen sich tagsüber angespannt, sind schnell gereizt und unruhig, gleichzeitig aber können sie nicht das gewohnte Pensum an Arbeit und Aufgaben in Beruf oder Freizeit erledigen. Konzentrationsprobleme treten auf, und man ist nicht mehr richtig belastbar. Ein Gefühl der Abgeschlagenheit und der dauerhaften Erschöpfung macht sich mehr und mehr bemerkbar. Trotzdem sind die Betroffenen tagsüber nicht schläfrig. Selbst dann, wenn der Lebensstil es erlauben würde, den nachts versäumten Schlaf tagsüber nachzuholen, finden die Betroffenen keinen erholsamen Schlaf. Abschalten ist kaum mehr möglich. Der Puls schlägt ständig schneller, die Körpertemperatur ist leicht erhöht, und würde man den Stresshormonspiegel messen, dann fände man diesen ebenfalls über dem üblichen und gesunden Pegel. Solche Menschen fühlen sich ständig unter Spannung, als liefe der Körper mit hoher Drehzahl in ständigem Leerlauf.

5 Millionen Menschen in Deutschland klagen über ernsthafte Probleme beim Ein- und Durchschlafen.

Bei diesen Symptomen, auch wenn nur einige davon zutreffen, sprechen Mediziner von einer Insomnie, was dem Wortsinn nach Schlaflosigkeit bedeutet, aber schlaflos sind diese Patienten nicht ganz, nur eben sehr arm an Schlaf. Ob Sie selbst vielleicht an einer solchen behandlungsbedürftigen Schlafstörung leiden könnten, kann Ihnen der Fragebogen auf Seite 112 helfen herauszufinden.

Typische Insomnie-Patienten

Eine Reihe von Menschen ist aufgrund bestimmter Eigenschaften gefährdeter als andere. Frauen sind häufiger betroffen als Männer, und die Altersgruppe zwischen 30 und dem Rentenalter ist stärker vertreten als jüngere und ältere Menschen. Bei Charakteren, die oft gedrückter Stimmung sind oder die sich leicht Sorgen machen, ist das Risiko höher, dass sich aus einer vorübergehenden Beeinträchtigung ihres Schlafs eine regelrechte Schlafstörung entwickelt. Auch bei nervösen Menschen, die sich schnell überfordert fühlen, wird aus gelegentlichem schlechtem Schlaf eher eine Insomnie. Zu den gefährdeten Personen zählen auch jene, die ständig unter Druck stehen, gereizt sind und sich schnell aufregen, deren innerer Motor auf Hochtouren läuft. Wenn dann noch eine chronische Überlastung, ein schwerwiegendes Problem oder eine Krankheit als akuter Auslöser dazukommen, ist die Schlafstörung oft nicht weit. Es braucht aber häufig auch gar keinen besonderen Anlass.

Antrainierte Schlafstörungen

Eine sehr seltsame Möglichkeit, wie eine Schlafstörung entstehen kann, beginnt ganz harmlos: Eine Zeit lang schläft man im Bett nicht, entweder freiwillig, weil man dort fernsieht oder arbeitet, oder unfreiwillig, weil man ein drängendes Problem hat und oft nachts darüber nachgrübelt. Unbemerkt und peu à peu lernen wir dadurch, dass das Bett nicht nur zum Schlafen da ist, sondern eben auch zum Filme-Anschauen, Arbeiten oder zum Grübeln. Wenn dann eines Tages die ursprüngliche Ursache wegfällt, weil wir nun nicht mehr im Bett arbeiten oder weil wir unser Problem los sind und nicht mehr grübeln, können wir dennoch nicht schlafen – den Ort »Bett« haben wir inzwischen mit dem Zustand »Anstrengung« verbunden und nicht mehr wie früher mit dem Zustand »Entspannung«. Das ist wie bei den berühmten Pawlow'schen Hunden, die im Labor in St. Petersburg immer dann zu fressen bekamen, wenn vorher eine Glocke klingelte. Als dann einmal die Glocke läutete, ohne dass es Futter gab, sabberten die Hunde dennoch heftig, weil sie gelernt hatten: Glocke bedeutet Fressen. Wenn der Mensch nun in seinem Bett gelernt hat, dass »Bett« Anspannung bedeutet, ist er genauso konditioniert wie der Pawlow'sche Hund. Deswegen ist es schon rein vorbeugend gut, das Bett nur zum Schlafen zu nutzen, damit sich solch ein Lerneffekt gar nicht erst einstellt.

Wenn wir das Bett eine Zeit lang auch zu anderen Tätigkeiten nutzen, etwa zum Arbeiten oder Fernsehen, lernen wir dadurch unbemerkt und peu à peu, dass das Bett nicht zum Schlafen da ist – der Beginn einer Schlafstörung.

Ein Teufelskreis zwischen Tag und Nacht

Die Gefahr ist groß, auf diese Weise in einen gefährlichen Teufelskreis zu geraten, in dem sich das Problem von ganz allein immer weiter verstärkt. Wer eine Zeit lang schlecht schläft, fühlt sich am Tag zwangsläufig müde und erschöpft. Da der Alltag aber dennoch bewältigt werden muss, ob im Beruf oder in der Familie, strengt man sich zunächst tagsüber stärker an, um das Tagespensum zu erledigen. Man spürt, dass man dies auf Dauer nicht wird durchhalten können, und bemüht sich, nachts doch einigermaßen ausreichend zu schlafen. »Ich muss doch jetzt schlafen« ist ein Gedanke, der an jedem Abend und in jeder Nacht aufkommt, in der man wach liegt. Unwillkürlich steigt die Anspannung an, man strengt sich an, um einzuschlafen, konzentriert sich mit aller Kraft darauf, und gerade deshalb muss es misslingen. Denn Anspannung und Schlaf schließen sich gegenseitig aus. Das Einschlafen wird noch schwieriger,

SCHLAFSTÖRUNGEN BEI KINDERN

Kinder können die gleichen Schlafstörungen haben wie Erwachsene, jedoch sind unruhige Nächte mit Kindern nicht gleich ein Anzeichen für eine behandlungsbedürftige Schlafstörung. Der Schlaf der Kinder ist individuell so verschieden wie der von Erwachsenen. Schon bei den Kleinen gibt es Tendenzen zum Eulen- und zum Lerchentum, und es gibt Kurzschläfer und Langschläfer. Insofern sollten Sie als Eltern nicht erwarten, dass Ihr Kind eine bestimmte Schlafnorm erfüllt.

Wann zum Kinderarzt

Wichtig ist, ob das Kind unter Schlafproblemen leidet, nicht ob die Eltern leiden. Im ersten Fall sollte man das Problem immer zunächst einem Kinderarzt schildern, der auch herausfinden kann, ob eine körperliche Störung dahinter steckt. Wenn das Kind tagsüber oft sehr müde ist, sollte man der wahrscheinlich nächtlichen Ursache möglichst frühzeitig nachgehen.

Albträume und Schlafwandler

Kinder haben häufig Albträume und schrecken nachts oft hoch. Dies kann zur normalen Entwicklung gehören und ist nicht grundsätzlich bedenklich. Wenn die Albträume aber auf ein traumatisches Erlebnis zurückgehen könnten, sollten die Eltern sie ernst nehmen und Hilfe bei einem Kinderpsychotherapeuten suchen. Wegen der Reifungsprozesse sind auch Schlafwandler bei den Kleinen viel häufiger zu finden als bei Erwachsenen. Auch dieses verliert sich später wieder. Man sollte allerdings die Schlafumgebung so weit absichern, dass dabei keine Unfälle passieren können.

Damit Kinder gut schlafen

Kinder, die möglichst früh durchschlafen, sind natürlich am bequemsten für die Eltern. Die meisten Kinder wachen aber nachts häufig auf, schlafen schwer wieder ein und suchen dann oft die Nähe der Eltern. Auch dies ist nicht besorgniserregend, kann aber durch eine stringente Schlafhygiene eingedämmt werden. Kinder brauchen einen sehr geregelten Tagesablauf, mit regelmäßigen Schlafzeiten und Aufstehzeiten, brauchen abends Ruhe und keinen Fernseher, brauchen eine Gute-Nacht-Geschichte oder ein Gute-Nacht-Lied. Sie sollten lernen, allein einzuschlafen, damit sie es auch nachts können, nachdem sie aufgewacht sind.

weil es zur Aufgabe wird, die »geschafft« werden muss. Am nächsten Abend geht man schon ängstlicher ins Bett, in sorgenvoller Erwartung, wieder nicht schlafen zu können. Und prompt – nach dem Gesetz der sich selbst erfüllenden Prophezeiung – wird es wieder nichts mit einem entspannten und erholsamen Schlaf. Das Problem verstärkt sich von Nacht zu Nacht.

Schnell verschätzt

Sehr viele Menschen verschätzen sich bezüglich ihrer tatsächlichen Schlafdauer und ihrer Schlaftiefe. Manche würde es vielleicht schon ein wenig beruhigen, wenn jemand neben ihnen wachte und die Zeit stoppte, die sie tatsächlich schlafen. Denn diese objektive Schlafzeit ist sehr oft länger als die subjektiv geschätzte. Dieser Fehleinschätzung unterliegt jeder in gewisser Weise, denn unsere Wahrnehmung ist ja im Schlaf eigentlich abgeschaltet, sie kann also gar nicht so funktionieren wie im wachen Zustand.

Nachmessen hilft

Menschen mit Schlafstörungen neigen häufiger als andere dazu, ihren Schlaf als kürzer und oberflächlicher anzunehmen, als er tatsächlich ist. Das ändert an den Folgen der Schlaflosigkeit zunächst nichts, denn die Müdigkeit am Tag wird nicht deswegen nachlassen, weil man den Betroffenen sagt, dass sie gar nicht so wenig oder schlecht geschlafen haben, wie sie glauben. Das Leiden wird dadurch nicht geringer. Dennoch kann diese Information jene Menschen, die in einem Teufelskreis aus Schlafproblemen, Erschöpfung, Anspannung und wieder Schlafproblemen gefangen sind, oft einen Teil von ihrer Anspannung nehmen. Wenn sie nach einer Nacht unter ärztlicher Beobachtung in einem Schlaflabor gezeigt bekommen, dass sie viel länger und auch tiefer geschlafen haben, als sie glaubten, kann dieses Wissen beruhigend wirken und so den Schlafstörungskreislauf zumindest verlangsamen.

Fataler Fokus

Obwohl das zuweilen schwer sein mag, sollte man sich davor hüten, die eigene Schlafstörung zum Lebensinhalt zu erklären. Wir treffen in der Schlafmedizin, wie übrigens Kollegen in anderen medizinischen Disziplinen auch, immer wieder Patienten, die ihr Leben ganz auf ihr medizinisches Problem ausgerichtet haben. Die Schlafstörung ist so bedeutend und so zentral, dass das übrige Leben hinter ihr fast schon verschwindet. Sie wird prägend

> ### > Tipp

Machen Sie Ein- und Durchschlafstörungen nicht zu Ihrem Lebensinhalt. Versuchen Sie es trotz aller Tagesmüdigkeit mit einem neuen Hobby, oder gehen Sie Dingen nach, die Sie schon immer für sich selbst entdecken wollten, etwa einer neuen Sprache, einer neuen Sportart oder Malen. Oft bessert sich das Schlafproblem dann von ganz allein.

> SCHLAF-WAHRNEHMUNGSSTÖRUNG

Erst durch die Entwicklung der Schlafmedizin und durch die Erfindung der Schlaflabore als Untersuchungszentren für einen gestörten Schlaf kam man auf die Spur einer recht merkwürdig anmutenden Schlafstörung: Sie kommt sehr selten vor, bei deutlich weniger als einem Prozent der Schlafgestörten, und stellt sowohl Patienten als auch Ärzte vor besondere Herausforderungen. Die Betroffenen leiden unter schlechtem Schlaf, wenn man jedoch genauer prüft, wie groß die Schwierigkeiten sind, dann stellt man fest: Die Patienten brauchen weniger als 20 Minuten, um einzuschlafen, sie schlafen länger als sechseinhalb Stunden pro Nacht und wachen in der Nacht nicht häufiger auf als Menschen mit gesundem Schlaf. Sie sind auch am Tag nicht ganz so müde wie Patienten mit einer messbaren Schlafstörung, etwa bei Insomnie. Als man dies zum ersten Mal beobachtete, hielt man die Patienten für Simulanten, doch das stellte sich als Fehler heraus. Heute weiß man, dass sie unter einer Schlaf-Wahrnehmungsstörung leiden. Sie sind wirklich davon überzeugt, dass ihr Schlaf nicht in Ordnung ist. Dahinter stecken oft Probleme im Privatleben oder im Beruf, die die Betroffenen nicht als Ursache einordnen können. Sie stellen nur fest, dass sie sehr stark belastet sind, und beziehen diese Probleme aus anderen Lebensbereichen auf den Schlaf. Doch die Ursache liegt nicht dort, und der erste Schritt auf dem Weg zur Hilfe ist dann, auf die zugrunde liegenden Probleme aufmerksam zu machen und diese zu bereinigen.

für das ganze Leben. Gerade Patienten, die schon jahrelang darunter leiden, fokussieren mitunter all ihre Sorgen auf dieses eine Problem. Sie glauben, dass ihr ganzes Leben besser, schöner, lebenswerter würde, wäre nur diese Schlafstörung endlich verschwunden. Zum Teil stimmt das ja auch. Die Gefahr ist aber, dass solche Menschen anderen Dingen, die sie in ihrem Leben vielleicht gern ändern wollen, zu wenig Aufmerksamkeit schenken. Sie meinen, diese anderen Veränderungen erst dann vornehmen zu können, wenn das primäre Problem erst einmal behoben wäre. Oft beobachten wir in der Schlafmedizin aber gerade das Gegenteil. Patienten, die es schaffen, ihr übriges Leben zu ordnen, tun sich auch leichter, ihre Schlafstörung loszuwerden. Möglicherweise liegt das daran, dass die Fixierung auf den Schlaf nachlässt. Anderes wird zeitweilig wichtiger als der eigene Schlaf, und siehe da: Er bessert sich plötzlich, ganz von allein, gerade weil man ihm weniger Aufmerksamkeit zuteil werden ließ.

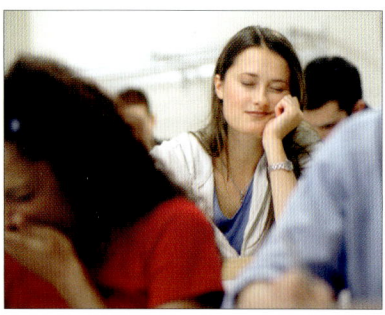

Wer sich tagsüber oft müde fühlt, leidet eventuell unter einem unbemerkten Schlafmangel.

Unbemerkter Schlafmangel

Mehrere hunderttausend Menschen in Deutschland haben genau das umgekehrte Problem: Sie haben eine Schlafstörung, ohne es selbst zu merken. Na, dann ist ja alles in Ordnung, möchte man meinen. Wo kein Leiden, da auch keine Krankheit, oder nicht? Leider stimmt das so nicht. Denn Menschen mit dem so genannten Schlafmangelsyndrom haben durchaus ein Problem. Sie sind tagsüber weitaus weniger fit, als sie sein könnten, und sie werden in monotonen Situationen oft von einer bleiernen Müdigkeit überfallen. Am Wochenende oder im Urlaub wollen sie nur Eines: schlafen, schlafen und nochmals schlafen. Wenn dann aber der Partner oder die Partnerin darauf drängt, etwas zu unternehmen, weil man ja nun endlich Zeit habe, steht das Beziehungsproblem schon vor der Tür. Dabei ist die Ursache der übermäßigen Müdigkeit meistens denkbar simpel: Diese Menschen schlafen zu wenig.

Raubbau am eigenen Körper

Obwohl die Schlafmedizin hierüber keine Zahlen hat, weil diese Menschen ja keinen Leidensdruck verspüren und sie sich deswegen selten in helfende Hände begeben, wissen wir aus zahlreichen eigenen Beobachtungen, dass es nicht wenige Menschen gibt, die mehr oder weniger bewusst Raubbau an ihrem Schlaf treiben. Dazu gehören zum Beispiel beruflich sehr engagierte Menschen, oft kreative Freiberufler oder Angestellte in Führungspositionen oder berufstätige Mütter. Auch Politiker ab einer gewissen Machtposition neigen zur permanenten Selbstausbeutung. Sie arbeiten häufig bis in die Nacht hinein, stehen aber am nächsten Morgen wieder früh auf, weil ihr Umfeld und sie selbst das von sich verlangen. Sie behaupten, mit extrem wenig Schlaf auszukommen, und das Fehlende in kleinen Tagespausen aufzuholen, etwa auf Reisen. Das trifft aber keineswegs zu, sondern sie nehmen sehr wohl Schaden. Nicht nur Müdigkeit am Tag ist die Folge, mit der Zeit lässt auch die Leistungsfähigkeit nach, Gereiztheit stellt sich ein, und am Ende kann sogar ein Burn-out-Syndrom daraus werden. Auch diese Menschen haben eine Schlafstörung, und zwar eine mutwillig verursachte.

Mehrere hunderttausend Menschen haben hierzulande eine Schlafstörung, ohne es selbst zu merken. Sie meinen, mit wenig Schlaf auszukommen, doch das Gegenteil ist der Fall. Auf Dauer führt das nicht nur zu bleierner Müdigkeit, sondern im schlimmsten Fall zum Burn-out-Syndrom.

Während erwachsene Menschen diesbezüglich eigenverantwortlich handeln sollten, sind Eltern in einer besonderen Pflicht gegenüber ihren Kindern. Diese Art von Schlafstörung trifft nämlich auch ganz junge Patienten, die abends öfter überdreht sind. Sie gehen abends zu spät ins Bett, müssen morgens wieder aufstehen, um zur Schule zu gehen, und laufen dadurch schnell Gefahr, in eine solche Schlafstörung hineinzugeraten.

Rätselhafte Müdigkeit

Bei jedem zehnten Menschen, der tagsüber unter großer Müdigkeit leidet, findet man trotz heftigen Nachforschens keine Ursache. Die Betroffenen schlafen leicht ein und liegen nachts nicht wach, sie haben keine Schlafapnoe, keine Narkolepsie und kein Syndrom der unruhigen Beine (siehe Seite 96 und 99), außerdem einen normalen Schlaf-Wach-Rhythmus und eine robuste Gesundheit. Sie schlafen nachts sogar oft sehr lang, trotzdem kommen sie morgens kaum aus den Federn. Es vergeht viel Zeit, bevor sie richtig wach werden, und tagsüber fühlen sie sich nicht fit. Manchmal schlafen sie sogar am Tag unfreiwillig ein, im Zug, im Bus oder in der Vorlesung.

Ein Phänomen der Pubertät

Was hinter dieser anscheinend unbegründeten Müdigkeit steckt, ist auch der Schlafmedizin oftmals noch ein Rätsel. Aber wir wissen, dass es vorkommen kann, auch ohne Erkrankung als Auslöser. Die mysteriöse Schläfrigkeit tritt hauptsächlich im Winter und besonders bei Jugendlichen im Alter zwischen 15 und 25 Jahren auf. Die Eltern geben meist verspätetem Zu-Bett-Gehen die Schuld. Das muss aber nicht der Grund sein. Offenbar verursachen hier Wachstum und Reifung in dieser Lebensphase ein übermäßig großes Schlafbedürfnis. Da die Ursache noch ungeklärt ist, orientiert sich die Behandlung hier nur an den Symptome: Immerhin helfen die Methoden der Schlafhygiene oder wachheitsfördernde Medikamente.

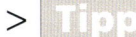

> **Tipp**

Bei länger als sechs Monate dauerndem, zu großem Schlafbedürfnis ist eine Untersuchung im Schlaflabor notwendig. Vorher sollte abgeklärt werden, ob eine körperliche oder psychische Ursache dahinter steckt. Meist ist dann schon Schlafhygiene (siehe Seite 54 bis 85) hilfreich, erst in schweren Fällen sind Medikamente vonnöten.

Nachts stockt der Atem: Schlafapnoe

12 Millionen Deutsche leiden unter einer deutlichen Müdigkeit am Tag. Die meisten sind zumindest zeitweise davon betroffen. Bei einem Drittel von ihnen ist die Ursache ein Phänomen, das man selbst gar nicht erkennen kann, denn es tritt mitten im Schlaf auf. Selten wachen die Betroffenen darüber auf. Manchmal erinnern sie sich morgens an nächtliche Erstickungsgefühle, manchmal erwachen sie auch mit einem sehr trockenen Hals, sind stark verschwitzt oder haben morgens Kopfschmerzen. Weil die Störung selbst recht wenig bekannt ist und diese Symptome recht unspezifisch sind, führen die Betroffenen sie oft auf andere Ursachen zurück oder können sie sich überhaupt nicht erklären. Wenn sie nicht allein schlafen, wird das Problem dennoch meist rasch und früh erkannt, und zwar vom Partner. Trotzdem dauert es manchmal gefährlich lange, bis die richtige Diagnose gestellt wird.

12 Millionen Deutsche leiden unter einer deutlichen Müdigkeit am Tag. Die meisten sind zumindest zeitweise davon betroffen. Bei einem Drittel von ihnen ist Schlafapnoe die Ursache.

Alarmglocke für den Bettnachbarn

Es beginnt mit normalem Schnarchen. Innerlich ruhig, doch äußerlich laut atmet der Schlafende deutlich vernehmbar ein und aus und ein und aus und – plötzlich nicht mehr ein. Der Atem stockt lange, um anschließend umso lauter wieder einzusetzen. Der erschrockene Bettnachbar ist zunächst erleichtert, dass der Lebenspartner nebenan nicht gerade einen Herzstillstand erlitten hat und offenbar sehr lebendig weiterschnarcht. Doch nach einiger Zeit setzt der Atem wieder aus. Es folgt wieder langes Warten, dann ein sehr lautes Einatmen. Am nächsten Morgen weiß der darauf Angesprochene oft nichts davon. Wie sollte er auch, wenn er schon sein Schnarchen nicht bemerkt?

Steigerung des Schnarchens

Was da geschehen ist, ist nichts weiter als eine Steigerung des Schnarchens. Durch die Atembewegung des Zwerchfells und des Brustkorbs entsteht ein Unterdruck, der die Luft in die Lunge treibt. Die eingeatmete Luft strömt durch die Atemwege. Wenn das Gewebe um die Luftwege sehr weich ist, fängt es an zu vibrieren, und der Schlafende schnarcht. Ist der Atemweg nun recht eng und sind die Schlund- und Rachenmuskeln sehr entspannt, dann vibriert das weiche Gewebe rund um die Atemwege oft nicht nur wie beim Schnarchen, sondern fällt völlig zusammen, so wie ein zu weicher Gummischlauch, an dem plötzlich Luft angesogen wird. Ist dort eine Stelle schon verengt, kann durch den Unterdruck der Schlauch an dieser Stelle völlig zusammengezogen werden.

Lebensrettender Reflex

Geschieht das an den Atemwegen, strömt zunächst wegen des Verschlusses keine Luft mehr durch. Es kommt zu einem Atemstillstand. Die Atemmuskeln im Bauch versuchen unwillkürlich, das Hindernis in den oberen Luftwegen zu überwinden, und verstärken ihre Anstrengungen, Luft einzusaugen, was den Unterdruck nur noch vergrößert. Nach einiger Zeit kommt es aber zu einem lebensrettenden Reflex mit kurzem Aufwachen, bei dem die Blockierung der Atemwege explosionsartig aufgehoben wird – der Schlafende kann wieder einatmen. Es besteht keine Gefahr, dass er erstickt, denn der Reflex arbeitet sehr zuverlässig nach einem biochemischen Mechanismus, der durch den Unterdruck und durch den Sauerstoffmangel ausgelöst wird.

Mediziner nennen diese Störung eine Schlafapnoe. Möglicherweise treffen die Symptome aber nicht alle genau so zu. Bei selteneren Formen setzt die Atmung auch aus, ohne dass die Luftwege verschlossen sind. Dann kommt es sogar ohne Schnarchen zu den befürchteten Atemstillständen. Dies kann durch eine Fehlsteuerung im Gehirn, aber auch durch eine Herzmuskelschwäche mit verlangsamtem Blutkreislauf ausgelöst werden.

Risikofaktor Übergewicht und Alkohol

Ob Sie zu den 4 Millionen Menschen in Deutschland gehören, die an einer Schlafapnoe leiden, können Sie und Ihr Partner anhand eines Fragebogens im Internet unter www.schlaftrainer.de herausfinden. Wenn sich herausstellt, dass Sie davon betroffen sind, sind Sie wahrscheinlich ein Mann. Die Schlafapnoe ist bei Männern bis zu zehnmal häufiger als bei Frauen, vermutlich wegen der unterschiedlichen Anatomie der Atemwege. Raucher leiden häufiger darunter als Nichtraucher. Menschen mit erschwerter Nasenatmung oder Bluthochdruck sind stärker betroffen, außerdem Übergewichtige, die schwerer atmen und schon dadurch Gefahr laufen, einen

Übergewichtige atmen schwerer und laufen allein schon dadurch Gefahr, einen Atemstillstand zu erleiden: Bei ihnen lagert sich das übermäßige Körperfett rund um den Rachenraum ab, sodass die Atemwege enger sind als bei Normalgewichtigen und sie eher schnarchen.

Atemstillstand zu erleiden. Bei ihnen lagert sich das übermäßige Körperfett nicht zuletzt auch rund um den Rachenraum ab, sodass die Atemwege enger sind als bei Normalgewichtigen und sie eher schnarchen. Ein weiterer Risikofaktor ist jede Art und jede Menge von Alkohol, der die Atemmuskulatur entspannt und damit das normale Schnarchen fördert, aber auch Atemstillstände begünstigt.

Schwierige Erholung

Die Atemstillstände selbst sind weniger das Problem, die Folgen aber können dem Betroffenen schwer zu schaffen machen. Wer nicht atmet, bekommt keinen Sauerstoff. Das Blut ist mit Sauerstoff unterversorgt, das Gehirn bemerkt den Sauerstoffmangel und registriert eine Notsituation. Sofort tritt der körpereigene Notfallplan in Kraft, ohne dass der Betroffene davon aufwachen muss. Als Reaktion auf den Alarm aktiviert das zentrale Nervensystem auch die Atmung. Diese lebensrettende Unterbrecherfunktion stört aber auch den Schlaf, der Schlafende erholt sich nicht ausreichend: Durch das heftige Not-Einatmen schwankt der Puls, das Herz kommt aus dem Takt, der Blutdruck saust hinauf und hinunter, und die Muskeln wechseln zwischen Entspannung und Anspannung. So kann sich niemand nachts vernünftig erholen. Der Schlaf kann sich nicht in seinem natürlichen Rhythmus zwischen Leicht- und Tiefschlafphasen bewegen, sondern wird ständig unterbrochen. Manchmal findet der Schlafende durch die andauernden Lebensrettungsaktionen seines Körpers gar nicht mehr in den Tiefschlaf oder in dem Traumschlaf.

> **Info**

In extremen Fällen sind bis zu 500 Atemstillstände pro Nacht gemessen worden, die jeweils bis zu zwei Minuten anhalten können. Solche Patienten können mitunter nur zwei- oder dreimal normal atmen, bevor sie wieder den nächsten Stillstand erleiden.
Aber auch wenn es bei weitem nicht so schlimm kommen muss: Ab fünf Atemstillständen pro Stunde von mehr als zehn Sekunden Dauer sollte man ärztliche Hilfe suchen.

Tagsüber müde

Kein Wunder, dass die Patienten tagsüber nicht mehr so leistungsfähig sind wie zuvor. Außerdem laufen sie Gefahr, in monotonen Situationen tagsüber einzuschlafen. Am Steuer zum Beispiel kann das sehr schnell lebensgefährlich werden. Insofern birgt die Schlafapnoe, auch wenn man nicht zwangsläufig daran erstickt, dennoch ein sehr hohes Risiko in sich.

Gefährlich für Herz und Hirn

Mittelfristig steigt zudem das Risiko von Folgeerkrankungen an. Als Reaktion auf die Atempausen verdickt sich nämlich das Blut, und der Sauerstoffbedarf nimmt zu. Um mehr Sauerstoff zu fördern, steigen Puls und Blutdruck. Sobald nach dem Atemstillstand wieder genügend Sauerstoff im Blut vorhanden ist, fallen diese Werte wieder ab, um beim nächsten Mal erneut anzusteigen. Dieses ständige Auf und Ab von Puls und Blutdruck belastet zusätzlich das Herz und die Blutgefäße, es kommt zu einem chronischen Bluthochdruck. Patienten mit schweren Formen der Schlafapnoe erleiden doppelt so oft Schlaganfälle und Herzinfarkte, und ohne Behandlung verkürzt sich ihre Lebenserwartung um bis zu zehn Jahre. Doch damit nicht genug: Bei jedem Atemstillstand kommt es zu kleinen Hirndurchblutungsstörungen, und im Lauf der Zeit lassen auch die geistigen Funktionen nach.

Patienten mit schweren Formen der Schlafapnoe erleiden doppelt so oft Schlaganfälle und Herzinfarkte, und ohne Behandlung verkürzt sich ihre Lebenserwartung um bis zu zehn Jahre.

Ruhelose Beine

Übergroße Müdigkeit am Tage kann auch eine höchst merkwürdige Ursache haben, die ganz unglaublich klingt, aber dennoch sehr oft anzutreffen ist. Ärzte schätzen, dass bis zu zehn Prozent der Deutschen mit dieser bizarren Störung belastet sind, das wären 4 Millionen Menschen. Genau weiß man es freilich nicht, denn es gibt eine sehr hohe Dunkelziffer. Die meisten Betroffenen haben zunächst wegen vermeintlicher Venenprobleme oder anderer Schmerzen in den Beinen einen Arzt aufgesucht, und nicht wenige haben eine Odyssee von Arzt zu Arzt hinter sich, bis endlich einer den Verdacht auf die wahre Ursache der Probleme äußert.

Dabei sind die Symptome ziemlich eindeutig: Sobald man sich ins Bett legt und langsam zur Ruhe kommt, werden die Beine lebendig. Sie kribbeln, als würden Ameisen darüber laufen, manchmal verkrampfen sich die Muskeln, die Beine beginnen zu schmerzen, bis sie wieder bewegt werden. Manche Menschen stehen dann auf, gehen ein wenig herum, und sofort verschwindet das unangenehme Gefühl. Doch kaum liegen die Beine wieder unter der Decke, geht es von neuem los. Es dauert lange, bis man endlich einschlafen kann. Mitten in der Nacht erwacht man mit Schmerzen, Kribbeln, Brennen oder Unruhe in den Beinen und findet nur dann

Linderung, wenn man die Beine bewegt. Erst gegen morgen klingen die Beschwerden dann ab. Kein Wunder, dass solche Nächte nicht mehr ausreichend Erholung bieten. Die Diagnose ist so einfach wie unbefriedigend: Diese Menschen leiden unter dem Restless-Legs-Syndrom, dem Syndrom der unruhigen Beine, abgekürzt RLS.

Vergleichbares wie das Syndrom der unruhigen Beine gibt es auch in den Armen, wenn auch sehr viel seltener. Außerdem existiert eine Variante, bei der die Betroffenen keine Schmerzen haben, aber ihre Beine, Füße oder auch nur die Zehen in der Nacht rhythmisch bewegen. Manchmal merken sie nichts davon, spüren aber am nächsten Tag eine übergroße Müdigkeit.

Hilfreich gegen das Syndrom der unruhigen Beine sind Arzneimittel, die den Stoffwechsel des Botenstoffs Dopamin regulieren und zumindest die Beschwerden lindern, wenn sie die Krankheit auch nicht heilen können.

Wie bei allen Krankheiten, die »Syndrom« genannt werden, weiß die Medizin auch hier nichts Genaues über die Ursachen. So versteht man auch noch nicht, warum gerade schwangere Frauen öfter darunter leiden, warum Dialysepatienten, deren Nieren nicht mehr ausreichend arbeiten, und warum Patienten mit Eisenmangel häufiger ruhelose Beine beklagen. Familiär vorbelastete Menschen sind ebenfalls stärker betroffen, was auf eine genetische Beteiligung an der Krankheitsentstehung hinweist, die aber auch nur einen kleinen Teil der Ursachen ausmachen kann.

Ein fehlender Botenstoff als Ursache

Man vermutete aber, dass die Krankheit im Gehirn liegt. Möglicherweise besteht ein Mangel des Botenstoffs Dopamin. Dafür spricht, dass Medikamente, die das Dopaminangebot im Gehirn vermehren, die Beschwerden zumindest vorübergehend beseitigen, wenn sie die Krankheit auch nicht heilen können. Trotz dieser Unsicherheit ist vielen Patienten schon damit geholfen, dass ihre Beschwerden einen Namen haben und man endlich weiß, in welche Richtung eine sinnvolle Behandlung gehen kann. Da sich die Erkrankung nur ganz selten von alleine wieder bessert, sollte man auf jeden Fall einen Arzt aufsuchen, wenn der Verdacht auf RLS aufkommt. Auf Seite 112 finden Sie einen Fragebogen, der Ihnen herauszufinden hilft, ob Sie an einem solchen Syndrom leiden.

Wenn das Kribbeln oder die Krämpfe nur ab und zu auftreten, kann auch ein Magnesiummangel dahinter stecken, der nach sportlicher Betätigung auftreten kann, was aber nichts mit dem RLS-Syndrom zu tun hat. Dann helfen schon Magnesiumpräparate.

Schlaf-Rhythmus-Störungen

Auch Menschen, die genug schlafen, können Schlafstörungen haben. Dann nämlich, wenn sie ein innerer oder äußerer Zwang nicht zu der Zeit schlafen lässt, wenn es angebracht wäre. Sie leben entgegen ihrem biologischen Tag-Nacht-Rhythmus oder unserem gesellschaftlichen Rhythmus und bekommen oft Probleme dadurch. Wir Schlafforscher haben drei unterschiedliche Phänomene beobachtet, die zu dieser veränderten Schlaf-Wach-Rhythmik führen:

- Die innere Uhr geht vor,
- die innere Uhr geht nach oder
- die Schlaf-Wach-Muster haben gar keinen Rhythmus mehr.

Wenn die innere Uhr vorgeht

Bei älteren Menschen ist ein vorverlagerter Schlaf relativ weit verbreitet, sie werden mitunter zu »Über-Lerchen«, werden abends um 19 Uhr todmüde und gehen oft schon um 20 Uhr schlafen. Da ältere Menschen aber auch nachts weniger Schlaf brauchen als junge, haben sie dann mitten in der Nacht ausgeschlafen. Spätestens um 3 Uhr wachen sie auf und könnten aufstehen, wenn sie nur wüssten, wozu. Alle Welt schläft noch, also bleibt man im Bett und versucht, noch einmal zu schlafen, obwohl man das nicht müsste. Manchmal gelingt es, doch wenig später erwacht man wieder, und es ist immer noch sehr früh. Im Sommer fühlt man sich mit dem Zwitschern der Vögel zumindest im Rhythmus der Natur, wenn auch die meisten Menschen immer noch schlafen. Im Winter jedoch ist morgens um fünf noch alles totenstill, was soll man also so früh mit dem Tag anfangen? Menschen, denen es so ergeht, leben im Grunde gemäß ihrem biologischen Tag-Nacht-Rhythmus. Rein körperlich bekommen sie dadurch keine Probleme. Dennoch leiden sie unter ihrem Frühschlaf, weil sie sich selbst nicht im sozialen Einklang mit der Welt empfinden. Eine behandlungsbedürftige Schlafstörung entsteht aber dann, wenn die Betroffenen versuchen, entgegen ihrem inneren Bedürfnis nach den gesellschaftlich üblichen Schlafzeiten zu leben. Da sie ihre innere Uhr weiterhin um 3 Uhr weckt, erleben sie das als eine bestimmte Form der Insomnie und leiden unter ihrem frühmorgendlichen Erwachen.

Auch Menschen, die genug schlafen, können Schlafstörungen haben. Dann nämlich, wenn sie ein innerer Drang oder ein äußerer Zwang nicht zu der Zeit schlafen lässt, wenn es eigentlich angebracht wäre. Sie leben entgegen ihrem biologischen Tag-Nacht-Rhythmus.

Die Grenze, wann die Schlafunregelmäßigkeit zu einer behandlungsbedürftigen Schlafstörung wird, ist hier wie bei vielen psychischen Erkrankungen fließend. Entscheidend ist jedoch das subjektive Empfinden und die Beeinträchtigung am Tag.

Diese Störung unterstützen zudem die meisten Altenheime und Krankenhäuser, indem dort oft bereits um 17 Uhr nachmittags das Abendessen gereicht wird, was der Vorverschiebung des Schlafes noch Vorschub leistet.

Hinter beidem, dem vorgezogenen und dem verzögerten Schlaf, steckt eine Verschiebung der inneren Uhr. Es nützt dann nichts, die Betroffenen an ihren guten Willen zu erinnern, denn willentlich ist das alles nur begrenzt beeinflussbar.

Wenn die innere Uhr nachgeht

Genau das Gegenteil gibt es auch, tendenziell aber eher in jungen Jahren. Die ideale Schlafenszeit für extreme Eulen (siehe Seite 19) kann bei einer Uhrzeit liegen, zu der die extremen Lerchen schon wieder aufstehen könnten, gegen 3 Uhr. Entsprechend spät wachen die Menschen mit dem verzögerten Schlaf auf, oft ist es dann schon später Vormittag. Bis sie auf Touren kommen, wird es 13 Uhr, da beginnt bei den anderen gerade das Mittagstief. In welches Arbeitsleben lässt sich ein solcher Rhythmus integrieren? Ein Angestellten-Dasein ist so kaum realisierbar. Wer nicht gerade Bühnenkünstler oder Musiker ist und entsprechend spät arbeitet, oder Schriftsteller, der seinen Arbeitsrhythmus selbst bestimmt, muss fast immer nach Vorgaben leben, die dieser Natur zuwiderlaufen. Man geht also abends um Mitternacht ins Bett, um am nächsten Morgen halbwegs ausgeschlafen zu sein, und liegt hellwach da – kein Wunder, dass die Schlafstörung nicht lange auf sich warten lässt. Denn eine entsprechende Uhrzeit für den Durchschnittsmenschen wäre um 20 Uhr.

Können Sie da schlafen? Ich auch nicht. Hinter beidem, dem vorgezogenen und dem verzögerten Schlaf, steckt eine Verschiebung der inneren Uhr. Sie wird nicht wie bei der Mehrheit der Menschen durch den Tag- und Nacht-Wechsel so justiert, dass sich zwischen 22 und 24 Uhr abends Schläfrigkeit einstellt, sondern sie geht um einen gewissen Betrag vor oder nach. Die Justierung selbst arbeitet dennoch genau, was daran zu erkennen ist, dass sie sich auf den 24-Stunden-Tag einstellt. Die Betroffe-

> ## > Tipp
>
> Um Ihren Schlaf mit dem Tag-Nacht Rhythmus in Einklang zu bringen, benötigen Sie vor allem helles Licht: Geht die innere Uhr vor, sollten Sie es abends hell haben; geht sie nach, brauchen Sie morgens helles Licht. Wenn das Tageslicht nicht ausreicht, kann man sich auch mit Speziallampen behelfen (siehe Seite 33).

nen gehen ja nicht jeden Tag noch ein wenig früher oder später schlafen. Aber ihre persönliche Schlafenszeit ist deutlich verschoben. Es nützt dann nichts, die Betroffenen an ihren guten Willen zu erinnern, denn willentlich ist das alles nur begrenzt beeinflussbar.

Schlaf in Etappen

Ein drittes Phänomen, bei dem die innere Uhr fehlerhaft arbeitet, ist das unregelmäßige Schlaf-Wach-Muster, bei dem die Betroffenen nicht »eine einzige Nacht« erleben in dem Sinn, dass sie pro Tag eine Haupt-Schlafzeit erleben, sondern sie haben pro Tag »mehrere Nächte«. Sie schlafen in Etappen in der Nacht und am Tag zu unregelmäßigen Zeiten. Eine solche Art der Schlafstörung kann bei ansonsten gesunden Menschen auftreten, häufiger findet man sie aber bei älteren, bei Patienten mit einer Depression, und sehr ausgeprägt bei Alzheimer-Kranken. Offenbar ist ihre innere Uhr wegen des allgemeinen Nervenzellen-Abbaus im Gehirn nicht mehr in der Lage, Schlafen und Wachen zu steuern.

Der Tribut des Berufsalltags

Es muss aber nicht unbedingt eine innere Ursache haben, wenn Schlafen und Wachen aus dem Takt geraten. Nach Fernflügen mit Zeitverschiebung haben auch Gesunde einen Jetlag, bis sich die innere Uhr auf den verschobenen Wechsel von hell und dunkel eingestellt hat. Je nach Entfernung und Zahl der Stunden, um die sich die innere Uhr verstellen muss, kann das mehrere Tage dauern. Der Körper verkraftet das kurzfristig problemlos, wenn man es ihm nicht allzu oft zumutet. Wer jedoch ständig zwischen Ost und West reist und jahrelang so lebt, der überfordert die Flexibilität seiner inneren Uhr und riskiert, dass sie eines Tages auch ohne Fernflug ins Stolpern gerät. Dann kann sich eine Insomnie einstellen, die der Betroffene durch unentwegtes Verstellen der inneren Uhr selbst von langer Hand vorbereitet hat.

Ebenso schädlich ist es, die innere Uhr permanent zu ignorieren, etwa bedingt durch Schichtarbeit. Probleme mit der Konzentration oder der psychischen Verfassung stellen sich bei Menschen im Schichtbetrieb meist schnell ein, und wenn bestimmte Regeln nicht beachtet werden oder eine Veranlagung dazu kommt, kann schnell eine behandlungsbedürftige Schlafstörung daraus entstehen.

Es muss nicht unbedingt eine innere Ursache haben, wenn Schlafen und Wachen aus dem Takt geraten. Wer ständig zwischen Ost und West auf Reisen ist und jahrelang so lebt, der riskiert, dass sich eine Insomnie einstellt, die er durch unentwegtes Verstellen der inneren Uhr selbst von langer Hand vorbereitet hat.

Schlafattacken am Tag – die Narkolepsie

In einem Konferenzraum sitzt ein Dutzend Leute um einen großen runden Tisch. Die Besprechung dauert schon zwei Stunden, die Luft wird schlechter, und ein Ende ist nicht abzusehen. Plötzlich, mitten in der Diskussion, sinkt einem der Teilnehmer der Kopf auf den Tisch. Offensichtlich ist er eingeschlafen. Manche sehen peinlich berührt zur Seite, ein Tischnachbar versucht ihn diskret zu wecken – erfolglos. Einige Minuten lang sieht man geflissentlich darüber hinweg, schließlich schaut aber doch jeder hin, und der Konferenzleiter fühlt sich bemüßigt, den Schlafenden anzusprechen. Der erwacht, steht nach anfänglichem Erröten auf und gibt der staunenden Runde souverän bekannt: Entschuldigen Sie, liebe Kollegen, ich leide unter einer Narkolepsie. Abgesehen davon, dass er sich in der nächsten Kaffeepause einer Flut von Fragen unkundiger Kollegen ausgesetzt sieht, ist ihm nichts geschehen. Überfällt ihn eine solche Schlafattacke aber am Steuer seines Autos, kann es für ihn und die übrigen Verkehrsteilnehmer lebensgefährlich werden.

Nicht nur im Sitzen oder Liegen, sondern auch im Stehen, beim Gehen und sogar mitten im Gespräch schlafen Narkoleptiker ein. Mit Langeweile oder Erschöpfung hat das nichts zu tun.

Riskant: Schlafanfälle in jeder Lebenslage

Das Tückische an der Narkolepsie ist, dass die Betroffenen ihrer überfallartigen Müdigkeit nicht widerstehen können. Sie schlafen tagsüber einfach ein, nicht nur im Sitzen oder Liegen, sondern auch im Stehen, beim Gehen und sogar mitten im Gespräch. Mit Langeweile oder Erschöpfung hat das nichts zu tun. Die Schlafattacken kommen einmal oder mehrmals am Tag aus heiterem Himmel und lassen sich willentlich nicht beeinflussen.

Außer an solchen Schlafanfällen leiden viele Narkolepsie-Kranke an einer bizarren Art von Muskellähmung: Besonders in sehr emotionalen Situationen mit starker Freude, Angst oder Überraschung fällt ihre Muskelspannung plötzlich zusammen. Das kann von einem flüchtigen »Entgleisen« der Gesichtszüge bis zu einer kompletten Lähmung des Körpers gehen, bei der die Betroffenen zu Boden gleiten oder stürzen können. In diesem Zustand sind sie dennoch vollkommen wach und bei vollem Bewusstsein. Binnen Sekunden, höchstens nach wenigen Minuten ist der Spuk vorbei, doch da kann der Unfall schon passiert sein. Treten solche Attacken auf, wenn der Betroffene auf dem Fahrrad oder Auto unterwegs ist oder gerade in den Bus steigt, wird es sehr schnell sehr gefährlich. Das Risiko von Stürzen und Unfällen aller Art ist bei solchen Narkoleptikern, wie sie die Mediziner nennen, außerordentlich groß.

Außerdem hat die Krankheit eine weitere unangenehme Begleiterscheinung: Tagsüber oder abends beim normalen Einschlafen sehen Betroffene plötzlich Bilder vor ihrem inneren Auge, haben Halluzinationen und Sinnestäuschungen, die sehr beunruhigend sein können. Sie sind im Alltag weniger leistungsfähig, was zu Schwierigkeiten im Beruf oder in der Schule führen kann.

Genetische Vorbelastung

Die Ursache der Narkolepsie ist erst seit kurzem bekannt: Bei den Betroffenen fehlt ein bestimmter Botenstoff im Gehirn, dessen Aufgabe es ist, Schlafen und Wachen in einem regelmäßigen

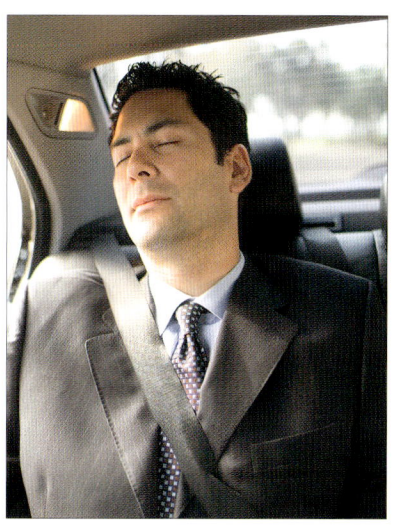

Solange ein Narkoleptiker nur mitfährt, stellt das plötzliche Einschlafen keine Gefahr dar.

Rhythmus ablaufen zu lassen. Vermutlich durch eine fehlgesteuerte Immunreaktion werden die Körperzellen, die den Botenstoff herstellen, im Lauf des Lebens eines angehenden Narkoleptikers zerstört und können dadurch den Botenstoff nicht mehr produzieren. Dann aber arbeiten verschiedene Gehirnbereiche, die mit der Regulation von Schlafen und Wachen zu tun haben, unkoordiniert nebeneinander, wie ein Orchester ohne Dirigent.

Wie dieses Problem letztlich zu den Schlaf- und Lähmungsattacken führt, weiß man noch nicht, ebenso wenig hat man herausgefunden, was das Immunsystem dazu bringt, die Zellen anzugreifen, die den Botenstoff herstellen. Aus statistischen Beobachtungen ist aber klar, dass es eine familiäre Belastung gibt, dass also Erbfaktoren eine Rolle spielen, dass aber ebenso Umweltfaktoren mit hineinspielen. Immerhin kennt die Medizin in der Zwischenzeit eine Reihe von Risikofaktoren, die die Gefahr eines Ausbruchs anscheinend erhöhen: Stress, Schichtarbeit oder anderweitig bedingte unregelmäßige Schlafzeiten, Übergewicht, Kopfverletzungen und möglicherweise auch Infektionen. Auch bestimmte Ereignisse können eine Attacke auslösen, etwa belastende oder aufregende Situationen mit Stress oder großen Gefühlen, seien sie nun angenehm oder unangenehm.

Unpassend: Wenn Betroffene im schönsten Flirt einschlafen

So passiert es, dass Narkoleptiker mitten im Streit einschlafen, was aus Sicht eines nicht Betroffenen keine schlechte Methode ist, um diesen zu beenden; sie schlafen aber auch mitten im schönsten Flirt ein, gerade weil er so aufregend ist. Dann können die Folgen fatal sein, denn welcher uneingeweihte Partner verzeiht das schon? Im Lauf der Jahre lernen die meisten Patienten aber ihre persönlichen Schlaf-Faktoren kennen und können Anfälle zu ungünstigen Zeiten zumindest vorhersehen und die schlimmsten Folgen vermeiden. Da die wenigsten Menschen diese Krankheit kennen, ist es für Patienten wichtig, Freunde, Bekannte und Kollegen darüber aufzuklären, damit sie mithelfen können, riskante Attacken abzufangen. Es hilft auch, tagsüber kleine Nickerchen einzuplanen, um die Zahl der Schlafattacken zu verringern und sich mit anregenden Getränken wie Kaffee oder Tee oder mit koffeinhaltigen Medikamenten ein wenig aufzuputschen, wenn man eine Attacke aufschieben möchte. In der Schlafmedizin kennt man inzwischen zwei Gruppen von Medi-

> SCHLAFSTÖRUNGEN IM ALTER

Im Alter nehmen die Gesundheitsprobleme zu, leider auch viele Schlafstörungen. Das gilt vor allen Dingen für die Schlafapnoe und das Syndrom der unruhigen Beine. Manche Schlafstörungen entstehen aber auch sekundär, als Folge anderer Erkrankungen. Wer Schmerzen hat, kann nicht gut schlafen, weshalb eine konsequente Schmerzbehandlung dann sehr wichtig ist. Auch Stoffwechselerkrankungen wie Schilddrüsenfunktionsstörungen oder Diabetes können durch die Hormonwirkung, Schmerzen oder Harndrang dazu führen, dass man häufiger aus dem Schlaf erwacht. Auch Depressionen sind im Alter häufiger, die sehr oft mit Schlafstörungen einhergehen.

Ältere Menschen müssen nachts häufiger zur Toilette, vor allem Männer, denen die gutartig vergrößerte Prostata auf die Harnblase drückt. Wer auf diese Weise zu häufig aus dem Schlaf gerissen wird, entwickelt in der Folge leicht eine echte Durchschlafstörung.

Weitere Quellen für Schlafstörungen bei älteren Menschen sind Medikamente. Zahlreiche Arzneimittel wirken sich auf den Schlaf aus, vor allem auch Beruhigungs- und Schlafmittel. Gerade im Alter tritt mitunter das Phänomen der paradoxen Reaktion auf: Dabei wirken die Mittel genau umgekehrt, wie sie eigentlich sollen, und machen unruhig. Wer das feststellt, sollte sofort den Arzt konsultieren.

kamenten, die den Traumschlaf unterdrücken und gegen bestimmte Symptome wie die Lähmung wirken. Tagsüber helfen antriebssteigernde Medikamente, wach zu bleiben. Hilfreich sind außerdem feste Schlafregeln, deren Einhaltung für ausreichenden Schlaf sorgt.

Nacht-Aktivitäten

Bisher war immer von Schlafstörungen die Rede, bei denen man zu wenig, zu viel oder zur falschen Zeit schläft. Es gibt aber auch jene Menschen, die unter einer schlafgebundenen Störung leiden. Derartige Phänomene kommen daher, dass die Betroffenen an der Schwelle zwischen Schlaf und nächtlichem Erwachen aktiver werden, als das normal der Fall ist, oder weil am Übergang von einem Schlafstadium zum nächsten etwas aus dem Ruder läuft. Teile des Gehirns wachen auf, das zentrale Nervensystem wird aktiv und schickt Aktivitätssignale in den Körper. Wenn sie an den Muskeln ankommen, beginnen die Schlafenden mit Bewegungen, ohne dies zu merken, denn das Bewusstsein schläft weiter. Die Rede ist von Albträumen und Angst, vom Zähneknirschen und Schlafwandeln.

Bei einer »schlafgebundenen Störung« wird das zentrale Nervensystem aktiv und schickt seine Aktivitätssignale in den Körper aus. Wenn sie an der Muskulatur ankommen, bewegen sich die Schlafenden, ohne etwas davon zu merken.

Sprechen im Schlaf

In diese Reihe gehört auch das Sprechen im Schlaf, ein harmloses und manchmal spannendes Phänomen. Partner oder Eltern, die daneben wach sind, lauschen interessiert und versuchen zu verstehen, was ihr Kind, Mann oder Frau vor sich hin brabbelt. Meistens verstehen sie aber nichts, weil die Aussprache im Schlaf recht undeutlich ist. Am nächsten Morgen erzählen die Lauscher am Bett dem Erwachten, dass er im Schlaf gesprochen hat. »Und? Was habe ich gesagt?«, fragt mancher gespannt, andere in ängstlicher Sorge, ein Geheimnis verraten zu haben. »Ich habe nichts verstanden«, heißt dann oft die Antwort, »wahrscheinlich hast du geträumt.« Diese Vermutung trifft aber nicht notwendigerweise zu. Schlaf-Erzähler reden nicht nur im Traumschlaf, sondern in jeder Phase, auch im Tiefschlaf. Das kann vom Stöhnen bis zu Kurzvorträgen gehen, manchmal begleitet von entsprechender Mimik oder Gestik.

Eine Ursache dafür, dass 16 Prozent der Kinder und 8 Prozent der Erwachsenen im Schlaf sprechen, hat die Schlafmedizin bisher nicht gefunden. Wir stellen aber fest, dass Stress das nächtliche Reden fördert. Wer hin und wieder nachts Geschichten erzählt, wird unter Stress redseliger. Da ihm das aber weder direkt noch indirekt schadet, zählt es nicht als Störung oder gar als Krankheit.

Albträume und Angst

Einen klassischen Albtraum hat jeder Zweite schon einmal gehabt. Man selbst oder ein nahe stehender Mensch ist darin vor unlösbare Probleme gestellt, wird verfolgt oder stürzt ins Bodenlose. Albträume sind echte Träume und begegnen uns im Traumschlaf, meist im letzten Drittel der Nacht. Ihre Wirkung ist so stark, dass wir oft angsterfüllt aufwachen, noch in dem Bewusstsein, in dem uns der Traum hinterlässt. Sofort nach dem Aufwachen realisieren wir erleichtert die beruhigende Wirklichkeit. Sofern sich solche Träume nicht allzu oft einstellen und uns nicht zu sehr belasten, sind sie eine ganz normale und gesunde Reaktion auf das, was uns tagsüber im Leben begegnet und uns ängstigt.

Es gibt auch Medikamente, die als Nebenwirkung Angstträume auslösen können. Dazu gehören Arzneimittel gegen hohen Blutdruck, Betablocker und Parkinson-Medikamente.

Quellen von Albträumen

Wer unter seinen Albträumen aber leidet, weil sie zu häufig sind, sollte nach der möglichen Ursache fahnden. Hat man in der jüngeren Vergangenheit etwas Belastendes erlebt, etwa einen schweren Unfall oder den Tod eines nahe stehenden Menschen, dann können Albträume die Folge sein. Psychologen nennen das eine posttraumatische Stressreaktion oder Belastungsstörung. Für solche Probleme bietet die Psychologie inzwischen vielfältige Hilfen an.

Die Ursache häufiger Albträume kann bei Erwachsenen aber auch einfacher sein. Man kennt zum Beispiel Medikamente, die als Nebenwirkung Angstträume auslösen können. Dazu gehören Arzneimittel gegen hohen Blutdruck und Parkinson. Auch eine Therapie bei Alkohol- oder Tablettensucht führt in der Entzugsphase oft zu Angstträumen. Leiden aber Kinder unter bösen Träumen, dann hilft in der Regel schon Fernsehverzicht, um das Übel abzustellen.

Nächtliche Panik bei Kindern

Eine zweite Sorte von nächtlichen Angstanfällen hat nichts mit Träumen zu tun. Besonders Kinder bis 15 Jahre schrecken nachts hoch und schreien laut. Sie zeigen alle Zeichen von Panik: Sie schwitzen, zittern, und ihr Herz klopft aufgeregt. Werden sie wach oder spricht man mit ihnen und weckt sie auf, dann können sie sich sofort in der Wirklichkeit orientieren, doch es dauert einige Minuten, bis sie sich beruhigt haben. Fragt man sie, was los war, erzählen sie manchmal, dass sie schwer atmen konnten, dass sie das Gefühl hatten, ihr Herz rase, dass sie dachten, sie seien gelähmt, oder dass sie sich hilflos fühlten. Der Unterschied zum Albtraum ist aber, dass sie eben nicht geträumt haben. Der so genannte Nachtmahr entsteht aus bisher unbekannter Ursache oft in der ersten Nachthälfte aus dem

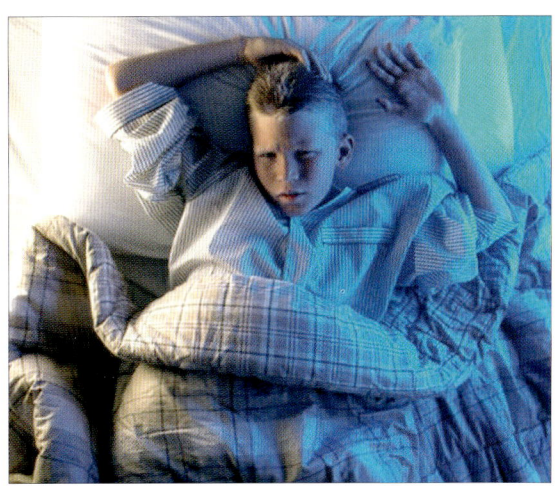

Wenn Kinder nachts plötzlich panisch und schreiend im Bett liegen, steckt oft ein so genannter Nachtmahr dahinter.

Tiefschlaf heraus und beginnt mit einer rein körperlichen Aktivierung. Das Herz schlägt schneller, der Schlafende wird unruhig und bekommt manchmal Erstickungsgefühle, obwohl er keine Atemprobleme hat. Infolge dieser Aktivierung kommt es zum Aufschrecken und zum begleitenden Angstgefühl. Die Schlafmedizin gab dieser Störung den Namen »Pavor nocturnus« und vermutet die Ursachen zum einen in den Erbanlagen, zum anderen in ungelösten Problemen, die so zum Ausdruck kommen.

Da sich die Störung als Erwachsener wieder legt, denken wir, dass es sich um die Begleiterscheinung des Reifungsprozesses handelt. Bei 3 Prozent der Kinder kommt das vor, bei Erwachsenen mit weniger als 1 Prozent noch seltener. Bei Erwachsenen kann auch eine Vielzahl anderer Krankheiten oder Stress dahinter stecken, und man sollte nach einer möglichen Ursache im Schlaflabor suchen.

Der so genannte Nachtmahr entsteht aus bisher unbekannter Ursache oft in der ersten Nachthälfte aus dem Tiefschlaf heraus – und nicht wie beim Albtraum aus der Traumphase.

Zähneknirschen

Es stört hauptsächlich den Bettnachbarn und den Zahnarzt: das nächtliche Knirschen. Die Hälfte der Kinder knirscht zeitweilig, und über das Leben betrachtet tut es jeder einmal. Männer schnarchen gern, Frauen neigen eher zum Knirschen. Immerhin 8 Prozent von ihnen verrichten mit Muskeln, Kiefern und Zähnen nächtliche

Schwerstarbeit, besonders in den leichten Schlafphasen. Sie selbst merken nichts davon und wundern sich am nächsten Morgen über Kiefer- oder Kopfschmerzen, oder es wundert sich der Zahnarzt über Abnutzungen, vor allem wenn der Biss nicht optimal aufeinander steht. Denn Zähne sind dafür da, in Nahrung zu beißen und nicht auf sich selbst herumzumalmen. Zwar kann der Zahnarzt eine Beißschiene anfertigen lassen, die der Knirscher nachts trägt und die Zähne schont, doch an der Ursache ändert das nichts.

Knirschen ist im Gegensatz zum Schnarchen ein Zeichen von nächtlicher Anspannung. Auch am Tag pressen wir ja gern die Zähne zusammen, wenn wir psychisch angespannt sind, und ebenso reagieren wir in der Nacht. Knirschen geht daher häufig mit ernsthaften Angststörungen oder mit Depressionen einher. Doch wer schon lange knirscht, bei dem kann es sich schon so verselbstständigt haben, dass er mittlerweile aus lauter Gewohnheit die Zähne aufeinander reibt, obwohl gar keine Anspannung mehr da ist. In jedem Fall sollte man versuchen, dem Knirscher mit Entspannungsmethoden oder anderen Techniken zur Stressverminderung zu helfen, damit nicht noch eine Durchschlafstörung daraus wird.

Schlafwandeln hat nichts mit Vollmond zu tun, und ein Schlafwandler würde nicht auf dem legendären Dachfirst entlanggehen – er würde schon vorher herunterfallen. Die so genannte schlafwandlerische Sicherheit gibt es nämlich nicht.

Schlafwandeln

Ein Dachfirst im Vollmondlicht. Von links tritt eine weiße Gestalt im Nachthemd auf, die Arme gerade nach vorn gestreckt, lächelnd und leicht mit den Knien wippend, die Augen geschlossen. Mit traumwandlerischer Sicherheit setzt der Schlafwandler auf dem schmalen Grat einen Fuß vor den anderen. Bevor er das Ende des Daches erreicht hat und der Zuschauer erfährt, ob er hinunterstürzt oder nicht, blendet die Trickkamera ihn aus. Diesen Film kennen wir alle, aber jedes Klischee ist falsch.

Schlafwandeln hat nichts mit Vollmond zu tun, und ein Schlafwandler würde nicht auf einem Dachfirst entlanggehen, denn er würde schon vorher herunterfallen. Die so genannte schlafwandlerische Sicherheit gibt es nämlich nicht, im Gegenteil: Obwohl Schlafwandler die Augen geöffnet haben, leben sie in Gefahr, sind anfällig für Stürze und Unfälle.

Für den Beobachter mag das, was Schlafwandler im Schlaf unternehmen, durchaus sinnvoll erscheinen. Im harmlosesten Fall sitzen sie nur im Bett, gestikulieren und reden, allerdings meist

Unverständliches. Manche stehen auf und bewegen sich wie ferngesteuert durch das Zimmer, ohne Licht zu brauchen. Nicht wenige haben schon ein Fenster geöffnet, sind hinausgestiegen und haben sich beim Sturz beide Handgelenke gebrochen oder noch schlimmere Verletzungen zugefügt. Man muss Schlafwandler daher vor sich selbst schützen und entsprechende Sicherheitsvorkehrungen treffen, sodass sie zum Beispiel das Fenster nicht öffnen können. Nach wenigen Minuten ist der Spuk nämlich vorbei. Der Schlafwandler geht, wenn ihm nichts geschehen ist, oft wieder ins Bett und kann sich am nächsten Morgen an nichts erinnern.

Besser nicht aufwecken

Selbst wenn man daneben steht, reagieren Schlafwandler nicht und nehmen auch keinen Augenkontakt auf. Wenn man sie aufweckt, antworten viele gereizt oder verwirrt, als hätte man sie aus dem Tiefschlaf geholt, und tatsächlich ist das auch der Fall: Schlafwandeln beginnt fast immer im Tiefschlaf. Was dabei genau geschieht und was die Aktivitäten auslöst, ist bis heute kaum bekannt. Wir können nur vermuten, dass es sich ähnlich wie beim nächtlichen Aufschrecken um ein unvollständiges Aufwachen handelt. Manche Bereiche des Gehirns wachen auf, andere nicht. Bei Kindern hängt der Somnambulismus, wie die Schlafmedizin es nennt, mit der Reifung des Gehirns zusammen. Bei Erwachsenen finden wir häufig bestimmte Persönlichkeitsmerkmale: Viele sind introvertiert, wenig belastbar und haben ein gering ausgeprägtes Selbstwertgefühl. Als Auslöser haben wir hier zum Beispiel Schlafentzug, Stress und Fieber, aber auch Alkohol und manche Medikamente im Verdacht.

Wenn man Schlafwandler aufweckt, antworten viele gereizt oder verwirrt, als hätte man sie aus dem Tiefschlaf geholt, und tatsächlich ist das auch der Fall: Schlafwandeln beginnt fast immer im Tiefschlaf.

Bei Kindern vorübergehend

Die meisten Schlafwandler sind aber Kinder und Jugendliche. Rund 15 Prozent der Kinder zwischen 5 und 12 Jahren sind mindestens einmal schlafgewandelt, meistens Jungen. Anscheinend gibt es eine familiäre Veranlagung dafür. Wenn man sie in der Zeit, während ihr Gehirn noch reift, vor Unfällen schützt, verflüchtigen sich die nächtlichen Aktivitäten, sobald sie erwachsen sind. Erwachsene, die plötzlich schlafwandeln, sollten sich jedoch in ärztliche Behandlung begeben, um auszuschließen, dass eine andere Erkrankung vorliegt wie ein Anfallsleiden oder ein Syndrom der unruhigen Beine.

Leiden Sie unter einer ernsthaften Schlafstörung?

Wenn Sie Schlafprobleme haben, muss das nicht sofort heißen, dass Sie an einer ernsthaften Schlafstörung leiden. Es lohnt sich aber auf jeden Fall, die Probleme genauer unter die Lupe zu nehmen. Vorerst geben Ihnen diese Tests Hinweise darauf, ob Sie an einer behandlungsbedürftigen Schlafstörung leiden könnten. Wichtig: Ob bei Ihnen tatsächlich eine Schlafstörung oder anderweitige Erkrankung vorliegt, kann nur ein behandelnder Arzt feststellen, der Sie untersucht.

Kreuzen Sie jeweils an, was auf Sie zutrifft, und notieren Sie sich die **angegebenen Punktzahlen**. Trifft eine Aussage nicht auf Sie zu, gibt das jeweils **0 Punkte**.

A. Haben Sie eine behandlungsbedürftige Schlafstörung?

1. Sie leiden unter Schlafproblemen oder sind tagsüber unerklärlich müde (2)
2. Sie haben diese Probleme seit mehr als einem Monat (2)
3. Sie sind am Tag nicht leistungsfähig (2)

Auswertung

0–2 Punkte: Auch wenn Ihr Tag oder Ihre Nacht beeinträchtigt ist, brauchen Sie sich keine Sorgen zu machen, denn Sie haben nur leichte Schlafprobleme. Trotzdem sollten Sie Ihre Schlafkultur verbessern.

2–4 Punkte: Sie haben deutliche Schlafprobleme. Was Sie dagegen tun können, lesen Sie ab Seite 30. Sie sollten die folgenden Fragen in Block B ebenfalls beantworten.

4–6 Punkte: Sie leiden unter einer Schlafstörung, die in professionelle Hände gehört. Zur genaueren Abklärung bitte die folgenden Fragen in Block B beantworten.

B. Welche Ursachen hat Ihre Schlafstörung?

1. Ihre Zu-Bett-Geh-Zeiten und Aufstehzeiten sind immer unterschiedlich (ja) (nein)
2. Sie sind ein Schichtarbeiter (ja) (nein)
3. Sie nehmen schlafstörende Medikamente oder Substanzen ein (ja) (nein)
4. Sie leiden an keiner körperlichen oder psychischen Erkrankung (ja) (nein)

Auswertung

Haben Sie bei 1. mit ja geantwortet, ist Ihr Schlaf-Wach-Rhythmus gestört. Sie sollten die Regeln der Schlafkultur ab Seite 54 beachten. Haben Sie bei 2. mit ja geantwortet, sollten Sie über regelmäßige Arbeitszeiten tagsüber nachdenken. Haben Sie bei 3. mit ja geantwortet, beachten Sie bitte die Regeln der Schlafhygiene und reduzieren Sie die Einnahme dieser Substanzen. Sprechen Sie mit Ihrem Arzt hierüber. Haben Sie bei 4. mit ja geantwortet, sollten Sie die Grunderkrankung behandeln lassen.

C. Haben Sie eine Ein- und Durchschlaf-störung (Insomnie)?

1. Sie benötigen abends länger
   als 30 Minuten zum Einschlafen (2)

2. Sie werden nachts häufig wach (1)

3. Sie liegen nachts lange wach (2)

4. Sie werden morgens früh wach und
   können dann nicht wieder einschlafen (2)

5. Sie werden morgens nur schwer wach (2)

6. Sie haben Angst vor der Schlaflosigkeit (2)

7. Sie können tagsüber nicht schlafen,
   auch wenn Sie das möchten (2)

8. Sie sind tagsüber nicht leistungsfähig (2)

9. Sie haben seit mehr als vier Wochen
   diese Schlafstörungen (2)

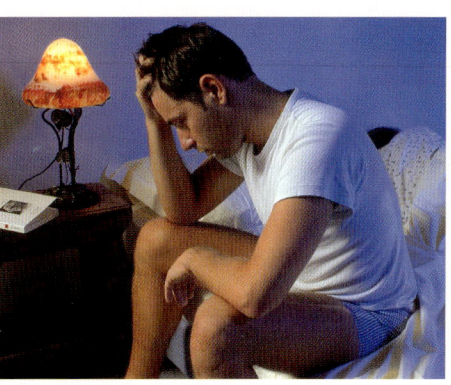

Auswertung

0–1 Punkte: Ihr Schlaf ist gesund und normal. Wenn Sie einen Punkt haben, achten Sie auf eine gute Schlafkultur. Wie das geht, finden Sie ab Seite 54 in diesem Buch. Stellen Sie sicher, dass die Ursache Ihrer Beschwerden nicht in anderen Erkrankungen, Medikamenten oder Schichtarbeit liegt.

2–6 Punkte: Ihr Schlaf ist leicht gestört, Ihre Beschwerden sind im medizinischen Sinn aber noch nicht behandlungsbedürftig. Sie sollten aber auf eine gute Schlafkultur achten, um einer ernsthaften Schlafstörung frühzeitig entgegenzuwirken. Wie das geht, finden Sie ab Seite 54 hinten in diesem Buch. Wenn das nicht hilft, ist der Besuch einer Schlafschule empfehlenswert, die Sie berät und Ihnen helfen kann. Stellen Sie sicher, dass die Ursache Ihrer Beschwerden nicht in anderen Erkrankungen, Medikamenten oder Schichtarbeit liegt.

7–17 Punkte: Sie leiden an einer behandlungsbedürftigen Schlafstörung (Insomnie). Sie sollten auf jeden Fall professionelle Hilfe in Anspruch nehmen, z. B. eine Schlafschule aufsuchen oder sich an einen spezialisierten Arzt wenden. Sie könnten auch direkt bei einem Schlaflabor anfragen, welche Behandlungsmöglichkeiten es gibt. Wie therapeutisch gegen die Schlafstörung vorgegangen wird, erfahren Sie ab Seite 114.
Bedenken Sie bitte, dass Ihre Schlafstörung verschiedene Ursachen haben kann. Möglich ist, dass eine andere Erkrankung dahinter steckt, vielleicht ist Ihr Alltag auch zu stressig. Möglicherweise haben sich aber nur Fehler im Umgang mit Schlafen und Wachen eingeschlichen, die sich im Lauf der Zeit in eine Schlafstörung verwandelt haben. Je nach Ursache ist eine andere Therapie erforderlich.

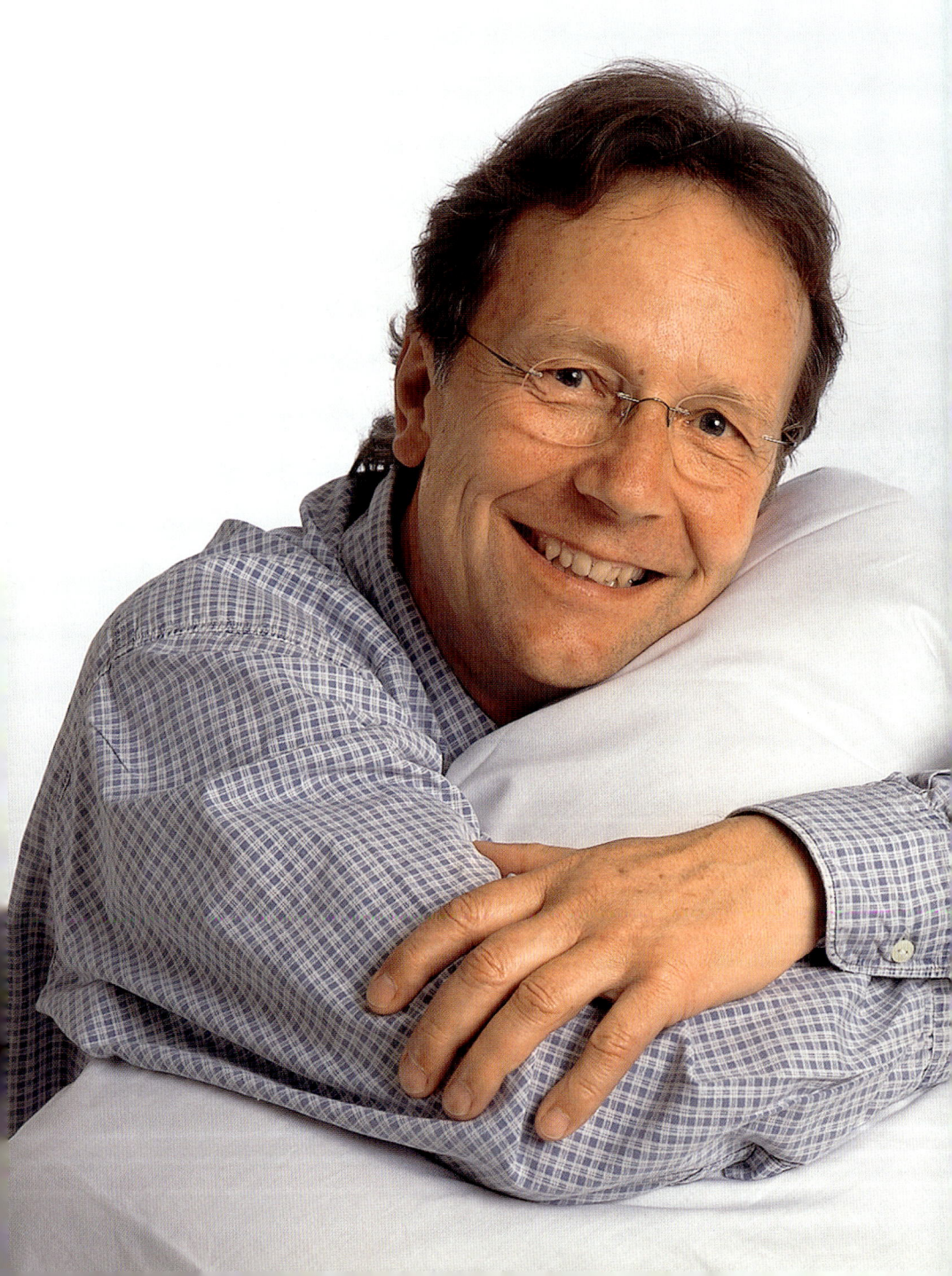

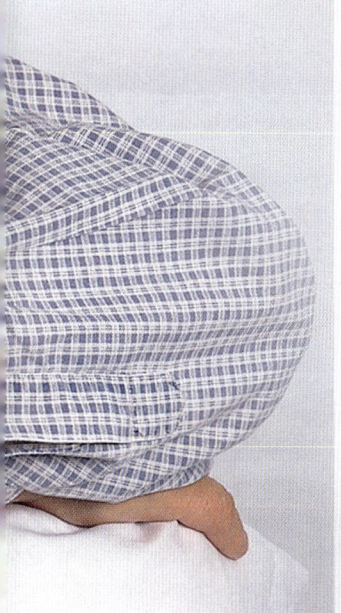

Die Methoden der Schlafmedizin

Wie Schlafstörungen diagnostiziert und wie sie behandelt werden. Was in einem Schlaflabor geschieht und was man in einer Schlafschule lernen kann. Warum Schlafmittel langfristig keine Lösung sind und was von alternativen Angeboten wie Hypnose, Akupunktur oder Homöopathie zu halten ist. Ein Rundgang durch das Arsenal der Schlafmedizin.

Professionelle Hilfe

Bei manchen Menschen sind die Schlafstörungen so gravierend, dass alle Selbsthilfe nicht in der Lage ist, sie zu beseitigen, andere schaffen es einfach nicht, die Ratschläge zur Selbsthilfe aus eigener Kraft umzusetzen. Sie brauchen professionelle Hilfe, die es zum Glück gibt. Einen Arzt sollten Sie immer dann aufsuchen,

- wenn Sie schon länger als vier Wochen fast jede Nacht erhebliche Probleme mit dem Schlafen haben,
- wenn Sie mit Ihrer Leistungsfähigkeit und Befindlichkeit am Tag schon länger als vier Wochen erhebliche Probleme haben,
- wenn Sie am Tag gegen Ihren Willen einschlafen und
- wenn Ihre Versuche, die Situation mit den beschriebenen Selbsthilfemethoden zu verbessern, fehlgeschlagen sind.

Wer tagsüber gegen seinen Willen einschläft, sollte sofort zum Arzt, denn das kann gefährlich werden, wenn es zum Beispiel am Steuer geschieht. Alle anderen sollten selbst entscheiden, ob die Probleme so erheblich sind, dass es für sie so nicht weitergehen kann.

Den richtigen Arzt finden

Grundsätzlich gibt es mehrere Anlaufstellen bei Schlafstörungen: den Hausarzt, den Facharzt, den Psychologen und das Schlaflabor. Der geeignete Facharzt für Ihre Schlafprobleme ist entweder ein Neurologe oder Psychiater, ausgenommen wenn es sich um Probleme mit der Atmung handelt. Dann ist der Internist, der Lungenfacharzt oder der HNO-Arzt gefragt. Ich empfehle Ihnen generell, zuerst mit einem Arzt zu sprechen, bei dem Sie derzeit in Behandlung sind, denn er kennt Ihre Vorgeschichte. Ansonsten gehen Sie zu Ihrem Hausarzt. Bessert sich die Situation nach drei Monaten Therapie dann nicht, lassen Sie sich an einen geeigneten Facharzt überweisen. Wenn auch er Ihnen innerhalb von einigen Monaten nicht helfen konnte, wenden Sie sich an ein Schlaflabor. Eine Übersicht über die Schlaflabore in Deutschland und ihre Spezialisierungen findet man unter www.schlaf-medizin.de.

> ## Tipp
>
> Bereiten Sie Ihren Besuch beim Arzt so gut wie möglich vor, denn dann steigen die Chancen, dass Sie die richtige Hilfe bekommen. Am besten führen Sie vorher drei bis vier Wochen lang ein Schlafprotokoll. Falls es Ihr erster Arztbesuch in dieser Angelegenheit ist, bringen Sie auch alle früheren Befunde mit, ebenso die Medikamente, die Sie gerade einnehmen.

Untersuchung im Schlaflabor

Ein Schlaflabor ist zunächst eine etwas merkwürdig anmutende Einrichtung. Man geht dorthin, an einen fremden Ort, in eine vollkommen fremde Umgebung, um zu schlafen und sich dabei zuschauen zu lassen. Man möchte meinen, das sind per se gar keine guten Bedingungen, und auch Menschen mit einem gesunden Schlaf würden dort schlechter schlafen. Doch dem ist nicht so. So ein Schlaflabor ist eine äußerst segensreiche Einrichtung, um festzustellen, was in der Nacht wirklich schief läuft.

Seit dem Beginn der modernen Schlafforschung und der Einrichtung von Schlaflabors haben sich viele hilfreiche, beruhigende und verblüffende Erkenntnisse daraus ziehen lassen. Heute ist ein Schlaflabor ein Hightech-Schlafzimmer mit einer ganzen Reihe von Messgeräten, die Nacht für Nacht tausende von Daten sammeln – erstaunlich, dass die so verkabelten Menschen trotzdem selten schlechter schlafen als zu Hause. Denn die leistungsfähigen Computer, die Stunde um Stunde Zacken und Kurven auf den Bildschirm zittern, stehen natürlich nicht neben dem Bett, sondern nebenan. Und ein Schlaflabor ist auch nicht ein einziger Raum mit Forschern und Technik und Schlafenden dazwischen, sondern meistens Teil einer Klinikstation. Es gibt Zimmer zum Schlafen und Zimmer zum Forschen, und wer dorthin kommt, damit Ärzte, Psychologen und Wissenschaftler seinen ganz persönlichen Schlafproblemen auf die Spur kommen, verbringt eine oder mehrere Nächte wie auf einer ganz normalen Krankenhausstation.

Ein Schlaflabor ist eine äußerst segensreiche Einrichtung, um festzustellen, was in der Nacht wirklich schief läuft.

Elektroden und Messgeräte

Am Abend kleben Helfer jedem, der im Schlaflabor schlafen will, eine ganze Reihe von Metallplättchen auf die Haut von Kopf, Gesicht und Körper. Von diesen Elektroden gehen feine Drähte ab und verbinden den Schlafenden mit einem Aufzeichnungsgerät, das verschiedene Körperfunktionen erfasst: die Gehirnströme, die Augenbewegungen und die Muskelspannung. Zudem wird die Herzfunktion mit einem EKG-Gerät (Elektrokardiographie-Gerät) beobachtet, außerdem werden die Atmung und der Sauerstoffgehalt des Blutes gemessen, die Bewegungen der Beine und nicht zuletzt die Körperposition im Bett registriert.

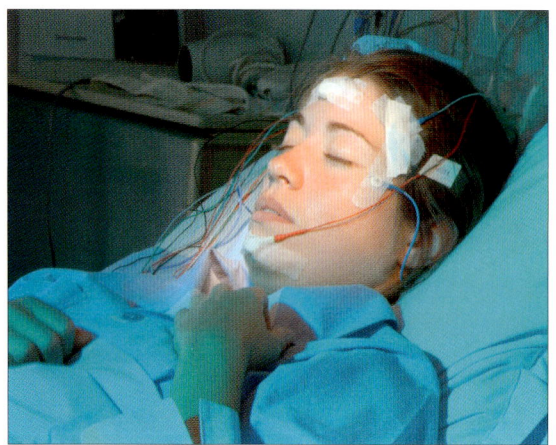

Die Nacht im Schlaflabor: Erstaunlich, dass die so verkabelten Menschen trotzdem selten schlechter schlafen als zu Hause.

Was das Gehirn preisgibt

In unserem Gehirn werden die Nervensignale elektrisch weitergeleitet, und überall dort, wo Strom fließt, entsteht ein elektrisches Feld. Diese elektromagnetischen Wellen strahlt unser Kopf ständig nach außen ab, und dort können sie von den Elektroden auf der Haut registriert werden. Allerdings sind die Signale sehr schwach, sie sagen uns nur, ob und wie sehr das Gehirn aktiv ist. Bei einem gesunden Schläfer entsprechen diese Informationen denen, die zu erhalten wären, wenn man an einer Fabrikmauer lauschen würde, um zu erfahren, ob gerade viel produziert wird oder die Bänder still stehen. Das Messgerät kann also lediglich die Schwankungen der Gehirnaktivität aufzeichnen. Sie unterscheiden dabei durchaus auch unterschiedliche Arten von »Geräuschen«, die alpha-Wellen (Gehirnwellen mit einer Frequenz von 8 bis 12 Hertz, Anzeichen für Entspannung) und die delta-Wellen (Gehirnwellen mit einer Frequenz von 1 bis 3 Hertz, Anzeichen für Tiefschlaf), und sie können bestimmte Muster erkennen.

Man kann einem Schläfer im Schlaflabor zwar nicht beim Träumen zuhören, wohl aber können Schwankungen der Gehirnaktivität aufgezeichnet werden.

Den Schlaf messbar machen

Ähnlich funktionieren die Messungen der Augenbewegungen und der Muskelspannung. Dabei achten wir Schlafforscher besonders auf die Haltemuskulatur am Kinn, denn hier spannt sich die Muskulatur an, bevor wir das merken. Dann »feuern« die Kinnmuskeln, was sich sehr genau messen lässt. Damit nicht genug, kleben weitere Elektroden an der linken Brustseite des Schläfers, um die Herzfrequenz zu messen und an den Beinen, um nächtliche Strampeleien zu registrieren. Gurte um Brust und Bauch messen zudem die Atmung, unterstützt durch einen Atemflussfühler an der Nase. Ein Infrarotfühler an einem Finger kann den Sauerstoffgehalt des Blutes bestimmen. Und nicht zuletzt erfasst ein Schnarchmikrofon am Hals die nächtlichen Geräusche – der Schlaf wird bis ins Detail überwacht.

Die Behandlung von Schlafstörungen

Schlafen lernen in der Schlafschule

Besser schlafen kann man lernen oder wieder erlernen. Manche schaffen das im Selbstunterricht, indem sie sich informieren und Bücher wie dieses lesen. Manche studieren die Regeln zur guten Selbsthilfe nicht nur, sondern wenden sie auch an. Vielen hilft das schon, aber manche brauchen doch noch zusätzliche Unterstützung, vor allem bei schwereren Schlafstörungen. Den meisten fällt das Lernen in der Gruppe und mit einem Lehrer leichter, und vor allem dann, wenn es darum geht, Gewohnheiten zu ändern, helfen Anleitung und Kontrolle ganz wesentlich.

Deshalb habe ich im Jahr 2001 die erste Schlafschule in Deutschland gegründet. Sie richtet sich sowohl an Patienten, die bereits wegen einer Schlafstörung behandelt werden, als auch an alle übrigen, die nicht, nicht mehr oder noch nicht in medizinischer Behandlung sind, aber Probleme mit ihrem Schlaf haben. Der Zweck der Schlafschule ist es, eine professionelle Anleitung für einen besseren Umgang mit Schlafproblemen jeglicher Art zu bieten, um diese zu beheben oder zu verringern.

Der Zweck einer Schlafschule ist es, eine professionelle Anleitung für einen besseren Umgang mit Schlafproblemen jeglicher Art zu bieten, um diese zu beheben oder zu verringern. Vor allem dann, wenn es darum geht, Gewohnheiten zu ändern, sind Anleitung und Kontrolle ganz wesentlich.

Kurse und Stundenpläne

Eine Schlafschule bietet also ein Training zur Selbsthilfe, in Form eines Seminars unterschiedlicher Länge und mit verschiedenen Stundenplänen. Für manche eignet sich ein Wochenendkurs, für andere eine Schulwoche, für wieder andere ein Kurs in mehreren kleinen Einheiten. Die Kosten werden von vielen Krankenkassen übernommen. Die Teilnehmer sollen in der Schlafschule unter Anleitung eines von mir ausgebildeten Schlaflehrers

- lernen, was ein gesunder und was ein gestörter Schlaf ist,
- die Ursachen eines gestörten Schlafs kennen lernen,
- ihre eigenen Probleme mit dem Schlaf erkennen,
- den natürlichen Umgang mit dem Schlaf wieder erlernen,
- die Regeln der guten Schlafhygiene und der Schlafkultur kennen und anwenden lernen;
- Techniken erlernen, um Stress abzubauen und
- über die Behandlungsmöglichkeiten von Schlafstörungen und Methoden der Selbsthilfe informiert werden.

Unsere Erfahrungen umfassen in der Zwischenzeit fast zweitausend Schlafschüler und sind überwältigend positiv. Mehr als 90 Prozent der Teilnehmer sagen nach dem Seminar, dass ihnen der Besuch geholfen hat und dass sie ihre Schlafgewohnheiten ändern, nach drei Monaten noch mehr als 80 Prozent.

Die Standardbehandlung der Schlaflosigkeit

Nach jahrelanger Erfahrung und zahlreichen wissenschaftlichen Studien hat sich für die Behandlung der Schlaflosigkeit ein Stufenplan in drei Behandlungsabschnitten herauskristallisiert.

- An erster Stelle steht die Veränderung der eigenen Schlafkultur, die Sie mit den Regeln zur Selbsthilfe für den Tag und für die Nacht schon kennen gelernt haben (siehe Seite 30 bis 85).

- Wenn das nicht hilft, steht an zweiter Stelle die Verhaltenstherapie, eine besonders praxisnahe und bei einer Reihe von Erkrankungen äußerst wirkungsvolle Form der Psychotherapie.

- Die Behandlung mit Medikamenten ist erst dritter Stelle angesagt. Mit wenigen Ausnahmen erfolgen alle diese Therapieschritte ambulant. Sie müssen also außer für die Diagnosenächten im Schlaflabor, die aber auch nicht immer erforderlich sind, nicht weiter in eine Klinik aufgenommen werden.

Die Verhaltenstherapie ist eine besonders praxisnahe und bei einer Reihe von Erkrankungen äußerst wirkungsvolle Form der Psychotherapie. Sie geht davon aus, dass die Schlafstörung ein erlerntes Problem ist, das auch wieder verlernt werden kann.

Verhaltenstherapie

Eine Verhaltenstherapie ist ein psychotherapeutisches Verfahren, das sich ganz auf das Hier und Jetzt konzentriert. Sie geht davon aus, dass die Schlafstörung ein erlerntes Problem ist, das auch wieder verlernt werden kann. Warum die Patienten es sich angeeignet haben, ist zunächst einmal egal. Es hilft zwar, wenn man das weiß, ist aber nicht unbedingt notwendig für die Behandlung. Bei vielen Patienten steht zum Beispiel eine große Belastung am Anfang des Schlafproblems, etwa eine Scheidung oder ein Trauerfall, weswegen man eine Zeit lang nicht gut schlafen konnte. Irgendwann einmal ist diese Belastung aber weg, und die Schlafstörung immer noch da. Warum? Verhaltenstherapeuten sagen: weil der Betroffene aus einer Vielzahl von möglichen Gründen gelernt hat, die Nacht mit etwas Unangenehmem zu verbinden und darauf konditioniert wurde, wie ein Pawlow'scher Hund, dessen Speichel schon läuft, wenn er die Glocke hört, es aber gar kein Futter gibt. Menschen, denen die

Nacht Unangenehmes verheißt, können sich aber nicht entspannen und schlafen schon allein deswegen schlecht. Der Grund ist, dass es Bedingungen gibt, die diese Verknüpfung aufrechterhalten.

Den Knoten lösen

Genau hier setzt die Verhaltenstherapie an. Sie versucht, durch eine Reihe von ganz strengen Verhaltensanweisungen, die der Patient befolgen muss, diese fatale Verknüpfung im Kopf wieder zu lösen, den Knoten zu öffnen, der zu der Schlafstörung führt, sodass sich die Betroffenen wieder auf die Nacht freuen und gut schlafen können. Erstaunlicherweise funktioniert das in aller Regel gut, vorausgesetzt, die Patienten machen mit. Denn eine Verhaltenstherapie ist nicht einfach, sondern sie erfordert vom Patienten an vielen Tagen eine gute Portion Willensstärke. Je besser aber der Therapeut ist, desto größer ist die begleitende Hilfe, die er dabei geben kann, und desto erfolgreicher ist die Therapie.

Der richtige Therapeut

Bei der Suche nach einem geeigneten Verhaltenstherapeuten, der sich mit Schlafstörungen auskennt, wenden Sie sich am besten an das nächstgelegene Schlaflabor. Die Fachleute dort arbeiten immer mit einigen Verhaltenstherapeuten zusammen und empfehlen ihre Patienten dorthin weiter. Vielleicht kennt aber auch der Arzt, der ihre Diagnose gestellt hat, eine geeignete Anlaufstelle. In jedem Fall sollte der Therapeut ein so genannter »psychologischer Psychotherapeut« sein, denn nur dann erstatten die Kassen die Behandlung. Sowohl die Kassen als auch die Kassenärztlichen Vereinigungen in Ihrer Nähe sollten Ihnen eine entsprechende Liste geben können. Ansonsten ist die Suche relativ schwierig und außerdem langwierig, denn die meisten Verhaltenstherapeuten haben lange Wartezeiten. Wenn Sie einen gefunden und einen Termin bekommen haben, probieren Sie ihn aus. Sie können auf Kosten der Kasse bis zu fünf so genannte probatische Sitzungen haben und sich erst dann entscheiden, ob Sie hier weitermachen oder ob Sie doch noch einmal wechseln möchten, denn gerade in der Psychotherapie kommt es sehr auf die Zusammenarbeit zwischen Patient und Therapeut an. Wenn Sie ihn nicht akzeptieren oder schätzen können, ist auch der Erfolg der Therapie sehr fraglich.

Verhaltenstherapeuten gehen davon aus, dass Schlafgestörte aus verschiedensten Gründen gelernt haben, die Nacht mit etwas Unangenehmem zu verbinden, wie ein Pawlow'scher Hund, dessen Speichel schon läuft, wenn er die Glocke hört, es aber gar kein Futter gibt.

Medikamente gegen die Schlaflosigkeit

Schlafmittel sind dort sinnvoll, wo es keine andere Möglichkeit gibt, den Teufelskreis rund um schlechten Schlaf und der Angst davor zu durchbrechen, dann aber nur zur Überbrückung und befristet. Die bessere Behandlung ist immer die ohne Schlafmittel, und Schlafmittel allein sind ohnehin keine Lösung, sondern sollten immer von anderen Maßnahmen begleitet werden. Bei der Auswahl des Medikaments hilft dem Arzt die so genannte 5-K-Regel:

1. **K**lare Indikationsstellung: Gegen welche Symptome oder Erkrankung genau soll das Medikament wirken?
2. **K**ontraindikation beachten: Bei welchen Erkrankungen sollte dieses Medikament nicht genommen werden?
3. **K**leinste wirksame Dosis: wegen der Nebenwirkungen.
4. **K**urze Anwendungsdauer: wegen drohender Abhängigkeit.
5. **K**ein abruptes Absetzen: wegen der Entzugserscheinungen.

Schlafmittel sind dort sinnvoll, wo es keine andere Möglichkeit gibt, den Teufelskreis rund um schlechten Schlaf und der Angst vor dem schlechten Schlaf zu durchbrechen. Dann sollte man sie aber nur zur Überbrückung und von vornherein befristet einnehmen.

Benzodiazepine: Klassiker mit Nachteilen

Wird von Schlafmitteln gesprochen, sind meist Benzodiazepine gemeint, die künstlich beruhigen. Die Wirkstoffe heißen zum Beispiel Brotizolam, Flurazepam, Oxazepam und Temazepam. Hiervon gibt es Arzneimittel, die kurzfristig entspannen und deswegen gegen reine Einschlafstörungen verordnet werden können, und jene, deren Wirkung einige Stunden anhält und die deswegen beim Wiedereinschlafen in der Nacht helfen.

Diese Mittel wirken, sie haben aber auch gravierende Nachteile:

● Man schläft nicht mehr so tief und erholt sich weniger, am Morgen ist man nicht so richtig ausgeschlafen.

● Die künstliche Entspannung kann dazu führen, dass man sich nicht mehr so kontrolliert wie gewöhnlich bewegen kann.

● Die Erinnerung kann eingeschränkt sein (Amnesie).

● Das Atmen fällt schwerer, man schnarcht eher oder stärker. Nächtliche Atemaussetzer kommen häufiger und stärker vor.

● Mit der Zeit braucht man für die gleiche Wirkung immer höhere Dosen. Ab drei Wochen regelmäßiger Einnahme besteht Suchtgefahr. Beim Absetzen kann es zu Entzugserscheinungen kommen, und man kann deutlich schlechter schlafen als zuvor.

● Es gibt das Phänomen der paradoxen Reaktion: Der Patient reagiert umgekehrt auf das Medikament und dreht eher auf.

Der richtige Umgang mit Schlafmitteln

Deswegen heißt die Empfehlung: Wenn man auf Schlafmittel nicht verzichten kann, dann sollte man sie kontinuierlich höchstens drei Wochen lang einnehmen, dann drei Wochen lang nicht, dann eventuell wieder für drei Wochen. In der Schlafmedizin nennen wir das Intervalltherapie. Dabei muss man darauf achten, dass man das Mittel am Ende eines Intervalls nicht abrupt absetzt, sondern

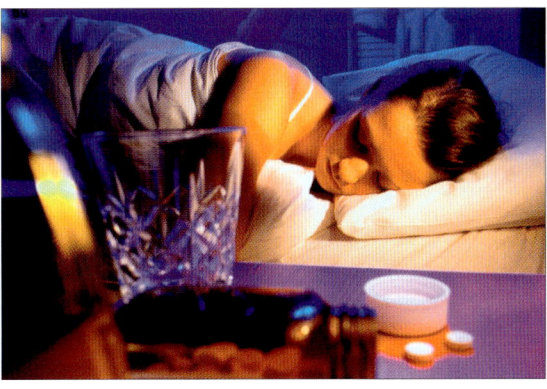

Keine dauerhafte Lösung: Schlafmittel sollten immer nur als letzte und kurzfristige Hilfe gegen Schlafstörungen zum Zuge kommen.

sich über mehrere Tage »ausschleicht«, also die Dosis herunterfährt.

Eine andere sinnvolle Methode ist, ein Schlafmittel nur gelegentlich bei Bedarf einzunehmen. Die Patienten bekommen bei dieser so genannten Bedarfsintervalltherapie ein Medikament für zwei bis drei Tage pro Woche, über einen Zeitraum von mehreren Wochen und entscheiden jeweils selbst, an welchen Tagen sie es einnehmen und an welchen nicht. Die Erfahrung zeigt, dass mit dieser Strategie die Patienten weniger nehmen als vorgesehen.

Nicht-Benzodiazepine: weniger Nebenwirkungen

Nicht-Benzodiazepine (Z-Substanzen) wirken ähnlich wie Benzodiazepine, scheinen aber weniger Nebenwirkungen zu haben. Diese neueren Arzneimittel sind daher im Zweifelsfall die bessere Wahl. Die Wirkstoffe heißen Zolpidem (kurz wirksam), Zopiclon (kurz bis mittellang wirksam) oder Zaleplon (sehr kurz wirksam).

Antidepressiva: langfristig eine Alternative

Antidepressiva sind eigentlich Arzneimittel gegen Depressionen. Es hat sich aber herausgestellt, dass manche von ihnen gerade für eine Langzeitbehandlung von Schlafstörungen eine gute Alternative sein können, vor allem wenn die nächtlichen Probleme mit einer gedrückten Stimmung einhergehen. Für die Nacht und den Schlaf kommen nur die sedierenden Mittel unter den Antidepressiva in Betracht, mit ihren Wirkstoffen Trimipramin, Doxepin, Amitripty-

Außer bei akutem Bedarf sollte man Schlafmittel kontinuierlich höchstens drei Wochen lang einnehmen, dann drei Wochen lang nicht, dann eventuell wieder für drei Wochen.

123

lin, Mirtazeptin oder Mianserin. Eine solche Therapie gehört in die Hände eines Facharztes, der sich mit diesen Präparaten und ihren Wirkungen auskennt, also eines Neurologen oder Psychiaters.

Antidepressiva haben gegenüber den klassischen Schlafmitteln den großen Vorteil, dass sie kaum abhängig machen und beim Absetzen kaum Probleme verursachen.

Antidepressiva haben gegenüber den klassischen Schlafmitteln den großen Vorteil, dass sie kaum abhängig machen und beim Absetzen kaum Probleme verursachen.

Der Nachteil dieser Wirkstoffe ist, dass sie auch die natürliche Struktur des Schlafs ändern. Sie unterdrücken vor allem den Traumschlaf. Trotzdem sind sie, wenn eine Schlaflosigkeit ohne Medikamente nicht in den Griff zu bekommen ist, und wenn eine gedrückte Stimmung dabei eine Rolle spielt, eine gute Möglichkeit.

Antihistaminika: nur für kurze Zeit

Diese Mittel werden in erster Linie gegen die Symptome von Allergien eingesetzt und machen als Nebenwirkung müde. Arzneimittel mit dem Wirkstoff Diphenhydramin oder auch Doxylamin können deswegen auch als Schlafmittel angewendet werden und sind nicht verschreibungspflichtig. Harmlos sind sie deswegen aber keinesfalls. Als Folge der Einnahme dieser Medikamente kann es nämlich zu Schwierigkeiten beim Wasserlassen kommen, zu Mundtrockenheit und Verstopfung, zu Sehproblemen und zu einer gefährlichen Erhöhung des Augeninnendrucks. Die Leistungsfähigkeit wird eingeschränkt, sodass Sie am besten während der Zeit der Einnahme nicht Auto fahren und keine Maschinen bedienen sollten. Vor allem aber machen diese Arzneimittel noch schneller abhängig als Benzodiazepine. Schon nach ein paar Tagen lässt ihre Wirkung nämlich nach, die Dosis muss erhöht werden, und die Schlafprobleme beim Absetzen sind enorm. Deswegen sollten Sie diese Mittel keinesfalls länger als ein paar Tage einnehmen und sich zur Behandlung ihrer Schlafprobleme besser ärztlichen Rat holen.

Es gibt gute Erfahrungen mit Melatonin gegen Schlafstörungen bei Jetlag, aber man weiß noch nahezu nichts über mögliche Langzeitwirkungen.

Noch mehr Schlafmittel

Melatonin ist ein natürliches Hormon, das künstlich hergestellt werden kann und unter anderem als Schlafmittel im Ausland rezeptfrei angeboten wird. In Deutschland ist es nicht zugelassen und darf nicht verkauft werden. Es gibt gute Erfahrungen mit Melatonin gegen Schlafstörungen bei Jetlag, aber man weiß noch nahezu nichts über mögliche Langzeitwirkungen.

Tryptophan ist eine biochemische Vorstufe des Serotonins, eines natürlichen Botenstoffs, der unsere Stimmung und den Schlaf beeinflusst. Tryptophan kann zu einer Erhöhung des Serotoninspiegels im Körper führen. Als Schlafmittel ist es jedoch zu gering wirksam und von daher nicht zu empfehlen.

Chloralhydrat ist das wohl älteste Schlafmittel und hat den Vorteil, dass es die nächtliche Schlafstruktur kaum stört. Es darf aber nicht länger als zwei Wochen eingenommen werden, da ansonsten Suchtgefahr entsteht, die sogar zu Persönlichkeitsveränderungen führen kann. Es wirkt ohnehin nur kurz. Außerdem bestehen viele Neben- und Wechselwirkungen. Bei Überdosierung kommt es leicht zu Vergiftungserscheinungen.

Der Placebo-Effekt

Egal welches Medikament Sie nehmen, Sie sollten wissen, dass ein Teil der Wirkung immer auch auf dem Placebo-Effekt beruht. Der kann im Vergleich zum Wirkstoff groß oder klein sein, das hängt von der Psyche des Patienten und von der tatsächlichen Wirksamkeit des Medikaments ab. Aber es gibt ihn immer, das haben wissenschaftliche Studien längst bewiesen, und das hat auch Eingang in die klinische Prüfung jedes neuen Medikaments gefunden.

Placebo heißt übersetzt aus dem Lateinischen »ich werde gefallen«, aber eingebürgert hat sich die deutsche Bezeichnung »Scheinmedikament«, die im Grunde falsch ist. Ein Scheinmedikament ist ein scheinbares Medikament, also keines. Placebos sind aber Medikamente, denn sie wirken häufig und bei jeder Erkrankung, auch bei Schlafstörungen. So zeigten Studien, dass wirksame Schlafmittel in 29 Prozent der Fälle geholfen haben, Placebos in 10 Prozent. Sie beinhalten nur keinen spezifischen Wirkstoff.

Mittlerweile weiß man, dass sich allein durch die Tatsache, dass eine Behandlung stattfindet, egal welche, die Psyche der Patienten und in deren Folge die Zusammensetzung der Botenstoffe verändert.

Placebos wirken allein durch die Tatsache, dass eine Behandlung stattfindet, egal welche, und verändern die Psyche der Patienten. Dieses Bewusstsein verändert die Zusammensetzung der Botenstoffe im Gehirn, verändert die Hormonlage im Körper und beeinflusst das Immunsystem.

Selbst entscheiden

Vielleicht brauchen Sie also gar kein Medikament mit einem Wirkstoff. Das ist nun kein Plädoyer dafür, Zuckerpillen zu schlucken. Was ich meine, ist, dass Sie sich noch einmal überlegen sollten, ob Sie wirklich ein Arzneimittel brauchen oder eher einen guten Arzt

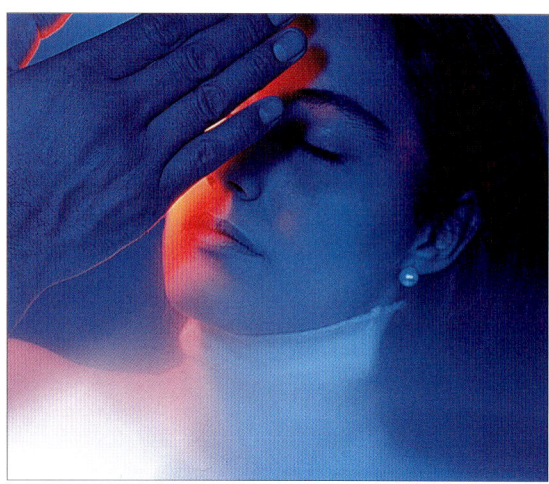

Einschlafen durch Hypnose: Der Patient überlässt sich ganz den Worten des Therapeuten, der ihm Entspannung suggeriert.

oder Therapeuten, dem Sie vertrauen. Die zweite Konsequenz des Wissens um den Placebo-Effekt ist, dass man sich klar machen kann, dass jede professionelle Hilfe entscheidend von der Erwartungshaltung und der Mitarbeit des Patienten abhängt. Die Haltung »mach mich gesund, aber verlange nichts von mir« wird nicht zum Erfolg führen. Wir müssen als Patienten selbst etwas tun, um eine Lösung zu finden. Das kann auch bedeuten, mit dem Problem umgehen zu lernen und eine Einstellung dazu zu finden, die das Leben mit all seinen Unzulänglichkeiten trotzdem lebenswert macht.

Einschlafen durch Hypnose

Die Hypnose ist ein uraltes suggestives Verfahren, das zur Behandlung aller möglichen Störungen schon seit dem Altertum bekannt ist, das aber durch eine ganze Reihe von Scharlatanen, die sie missbräuchlich angewendet haben, um damit in Shows viel Geld zu verdienen, etwas in Verruf geraten ist – zu Unrecht. Denn professionell und mit der richtigen Zielsetzung von entsprechend ausgebildeten Ärzten oder Psychologen angewendet, hilft die Hypnose tatsächlich in zahlreichen Feldern der Medizin. In der Schlafmedizin kann die Hypnose dazu eingesetzt werden, das Einschlafen zu lernen.

In der Schlafmedizin kann die Hypnose dazu eingesetzt werden, das Einschlafen zu lernen. Nach einigem Training kann man die Methode so weit verinnerlichen, dass man zu Hause eine Selbsthypnose durchführen kann.

Selbsthypnose zu Hause

Durch die Stimme und die Worte des Hypnotiseurs wird der Patient in eine Art Halbschlaf versetzt. Die eigene Kontrolle wird ausgeschaltet und der Patient überlässt sich den Anweisungen des Therapeuten. Das kann nicht jeder, weswegen die Hypnose sich nur für solche Patienten eignet, die das nötige Vertrauen aufbauen können und bereit sind, die Kontrolle über sich selbst zeitweise abzugeben. Natürlich kann man nicht jeden Abend einen Hypnotiseur kommen lassen. Es ist aber möglich, nach einigem Training die Methode so zu verinnerlichen, dass man eine Selbsthypnose durchführen kann, die zur Entspannung und damit zum Einschlafen führt. Der biologische Mechanismus ähnelt einer Konditionierung in der Verhaltenstherapie oder der Selbstsuggestion bei Entspannungstechniken.

Entsprechend empfehle ich die Hypnose zumindest versuchsweise all jenen Menschen, die dafür offen sind und einen guten Therapeuten ausfindig machen können. Aus ärztlicher und aus wissenschaftlicher Sicht ist nichts dagegen einzuwenden, und viele Krankenkassen übernehmen auch die Kosten.

Homöopathie: individuelle Heilmittel

Die Homöopathie ist ein Heilverfahren, das Samuel Hahnemann (1755–1843) entwickelt hat und dem eine ganz eigene Sicht von Krankheit und Gesundheit zugrunde liegt. Der Homöopath versucht, den Kranken mit seiner Krankheit als etwas Einmaliges und Ganzes zu verstehen. Es steht also nicht die Krankheit oder das Symptom im Vordergrund, etwa eine Schlafstörung, sondern der ganze Mensch mit seinen Eigenarten und Problemen.

Die homöopathische Therapie beruht auf dem Grundsatz, Gleiches mit Gleichem zu heilen. In der Homöopathie sind die Heilmittel, die aus Pflanzen, Tieren oder Mineralien stammen können, so weit verdünnt, dass vom Urstoff mit chemischen Methoden nichts mehr nachweisbar ist. Trotzdem, so die Theorie, entfalten sie ihre Wirkung noch in Form eines Gedächtnisses, das die wirkenden Substanzen in dem Verdünnungsmittel Weingeist hinterlassen haben, und mobilisieren die Selbstheilungskräfte des Körpers.

Um für jeden individuellen Menschen mit seinem individuellen Problem das richtige homöopathische Heilmittel zu finden, brauchen die homöopathischen Ärzte eine umfassende Ausbildung und viel Zeit.

Die Kunst des Therapeuten

Um für jeden Menschen mit seinem individuellen Problem das richtige homöopathische Heilmittel zu finden, brauchen homöopathische Ärzte eine umfassende Ausbildung und viel Zeit. Schließlich geht es um ein Verständnis des ganzen Menschen. Der homöopathische Arzt vergleicht am Ende ausführlicher Gespräche das Krankheitsbild mit den über 2000 bekannten homöopathischen Arzneimittelbildern, sucht eine Übereinstimmung, die dem des Patienten entspricht, und verabreicht das Heilmittel dann in der geeigneten Verdünnung. Da er auch einmal danebenliegen kann, gestaltet sich die Suche nach dem richtigen Mittel oft recht langwierig.

Homöopathische Mittel gegen Schlafstörungen

Wissenschaftlich belegen lässt sich die Wirksamkeit der Homöopathie nicht, da hier ja eine jeweils individuelle Diagnostik und Therapie durchgeführt wird und sich somit homogene Gruppen nicht vergleichen lassen. Die Erfahrung der Homöopathen bestätigt aber, dass ihr Verfahren auch bei Schlafstörungen wirkt. Zum Beispiel Passionsblume, Kaffeebohne oder Frauenschuh können bei Schlafstörungen in unterschiedlicher Verdünnung eingenommen werden, um nur einige der Mittel zu nennen, die hier zum Einsatz kommen. Behandelt wird aber nicht das Symptom der Schlafstörung, sondern die Person als Ganzes. Auch wenn die wissenschaftliche Absicherung fehlt, halte ich dieses Verfahren für eine Chance, bei chronischen Schlafstörungen einen Versuch zu wagen, zumal zwar die Diagnostik aufwändig und nicht billig ist, die Arzneimittel selbst aber allemal preiswerter als jedes synthetische Schlafmittel sind.

Die Erfahrung der Homöopathen bestätigt, dass ihr Verfahren auch bei Schlafstörungen wirkt. In unterschiedlicher Verdünnung kommen hier etwa Passionsblume, Kaffeebohne oder Frauenschuh zum Einsatz, je nach der Persönlichkeit des Patienten.

Fernöstliche Heilmethoden

Heilverfahren aus dem alten China haben in Mitteleuropa gerade Hochkonjunktur. Als Traditionelle Chinesische Medizin (TCM) haben sie gerade in Deutschland sehr großen Zulauf, vor allem bei Erkrankungen meist chronischer Art, für die die wissenschaftliche europäische Medizin zurzeit keine adäquate Hilfe anbieten kann.

Die Medizin war im alten China weit entwickelt und konnte ein großes Spektrum an Wissen sammeln. Sie ging dabei von einem Grundprinzip aus, demzufolge das Universum von zwei gegensätzlichen Kräften, dem Yin und Yang, beherrscht wird. Die eine – Yin – gilt als weiblich und steht für Kälte, Dunkelheit und Passivität, die andere – Yang – gilt als männlich und bedeutet Wärme, Helligkeit und Aktivität. Während in der Entwicklung der TCM in erster Linie Heilkräutern und Tees der Vorrang gegeben wurde, kam zu uns in den Westen vor allem die Akupunktur sowie ein ähnliches, aber »nadelloses« Verfahren, die Akupressur.

Akupunktur: heilende Stiche

Die Akupunktur beruht auf der Vorstellung, dass es im Körper Energieströme gibt, die nach dem Prinzip von Yin und Yang vorgegebene Wege nehmen, entlang der so genannten Meridiane, von denen es 14 wichtige gibt. Bestimmte Punkte auf diesen Verbindungslinien sind mit bestimmten inneren Organen verbunden – die klassischen Akupunkturpunkte, mehr als 300. Die TCM geht davon aus, dass im gesunden Körper Harmonie herrscht und der Energiefluss ungehindert verläuft. Wird dieser Zustand verändert und Energie blockiert, kommt es zu Störungen oder Erkrankungen. Erkennt der Heilkundige das Symptom, weiß er auch den Meridianpunkt, den er mit Hilfe der Akupunkturnadel reizen muss, um die Blockade aufzuheben. Dies soll heilend auf die entsprechenden Organe wirken.

Mit den Methoden und der Weltanschauung der westlichen Wissenschaft lässt sich der Wirkmechanismus der Akupunktur nicht nachvollziehen. Plausibel ist zwar, dass Nervenbahnen im Organismus vorhanden sind, die sowohl mit bestimmten Organen und Körperteilen in Verbindung stehen als auch mit den Nervenzentren im Gehirn. Beeinflussungen dieser Bahnen, sei es über Druck (Akupressur) oder Reizung (Akupunktur), könnten bestimmte Reaktionen zur Folge haben. Vor allem bei Spannungs- oder Schmerzsymptomen könnte man dann eine Wirkung erwarten. In der Tat zeigt eine neuere Untersuchung zu dieser Behandlungsmethode, dass die Akupunktur an ausgewählten Stellen des Handgelenks, des Unterarms und des Beins dazu führen kann, dass dort so genannte Neurotransmitter stärker gebildet werden. Eine mögliche Erklärung für eine Wirkung wäre also, dass diese Botenstoffe dann bestimmte Bereiche im Gehirn stärker aktivieren.

Die Akupunktur beruht auf der Vorstellung, dass es im Körper Energieströme gibt, die nach dem Prinzip von Yin und Yang vorgegebene Wege nehmen, entlang der so genannten Meridiane.

Wirksamkeit bewiesen

Vor einiger Zeit wurden die Ergebnisse einer Akupunktur-Studie bei der Schmerzbehandlung bekannt. Sensationell war, dass in den untersuchten Fällen die schulmedizinischen Verfahren versagten, nicht aber die Akupunktur und ebenfalls nicht eine Schein-Akupunktur, bei der an Stellen, die ausdrücklich nicht den klassischen Meridianpunkte entsprachen, eingestochen wurde. Daraus kann man schließen, dass die Akupunktur zwar wirkt, aber unabhängig davon, wo und wie die Nadeln gesetzt werden.

Zwar wurde diese Untersuchung bei der Schmerzbehandlung durchgeführt und nicht gegen Schlafstörungen, doch auch hier kann das Behandeln mit den Nadeln sinnvoll sein. Aber es ist wohl eher die Zeremonie des Stechens, die hier wirkt: Auch wenn dies nach Placebo-Effekt klingt: Wenn es hilft, kann man es empfehlen.

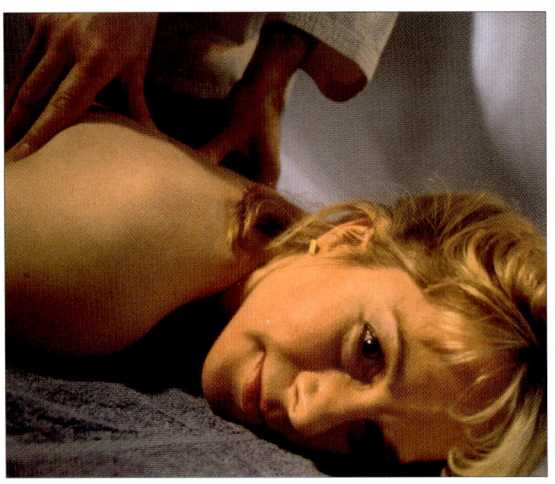

Bei Schlafstörungen einen Versuch wert: Viele Menschen reagieren auf den sanften Druck der Akupressur mit Entspannung.

Akupressur: sanfter Druck

Die Akupressur benutzt die gleichen Meridianpunkte wie die verwandte Akupunktur. Es wird jedoch nicht mit Nadeln gestochen, vielmehr werden diese Punkte mit sanftem Druck der Hände massiert, was man prinzipiell auch selbst machen kann. Die Akupressur will Spannungen abbauen, durch Druck, Kneten, Reiben oder schnelles Klopfen auf die Meridianpunkte, unter Zuhilfenahme von Atmung, Dehnungs- und Entspannungsübungen. Für den Wirkmechanismus der Akupressur gibt es auch eine naturwissenschaftliche Erklärung: Erzeugt man an bestimmten Stellen sanften Schmerz, wird die Übertragung anderer Schmerzreize blockiert und der ursprüngliche Schmerz lässt nach. Es gibt noch weitere vergleichbare Verfahren der Druckmassage wie die klassische Massage, der es um Dehnung und Entkrampfung der Muskeln geht, das japanische Shiatsu, bei der auch bestimmte Druckpunkte bearbeitet werden und die Reflexzonentherapie aus den USA.

Die Akupressur ist älter als die Akupunktur, und man sagt ihr nach, dass sie auch wirksamer sei, sie benötigt jedoch längere Zeit, bis sich eine spürbare Wirkung einstellt. Gegen schwerwiegende organische Erkrankungen wird sie nicht helfen, doch bei Schlafstörungen kann man auf jeden Fall einen Versuch wagen. Drei Meridianpunkte sind dafür wesentlich: derjenige unter der Schädelbasis im Nacken, einer zwischen den Schulterblättern und einer an den Knöcheln, der nach der chinesischen Namensgebung netterweise »fröhlicher Schlaf« heißt. Am besten lässt man sich zunächst von einem Fachmann erklären, wie man vorgehen soll, und probiert es dann selbst aus. Mir erscheint die Akupressur als eine sinnvolle Ergänzung zu einer schulmedizinischen Behandlung, die nach fachkundiger Anleitung problemlos auch in Eigenregie durchgeführt werden kann.

Die Akupressur ist älter als die Akupunktur, und man sagt ihr nach, dass sie auch wirksamer sei, sie benötigt jedoch längere Zeit, bis sich eine spürbare Wirkung einstellt.

> BEHANDLUNG DER SCHLAFAPNOE

Patienten mit Atemstillständen müssen für ein paar Nächte in ein Schlaflabor, um das genaue Ausmaß untersuchen und um anschließend die Behandlung einleiten zu lassen.

Ruhig atmen mit Maske

Die Behandlung besteht darin, dass den Patienten eine Nasenmaske angepasst wird, die ihnen das Atmen erleichtert und Stillstände verhindert. Die Maske wird mittels eines Stirnbandes fixiert und soll die ganze Nacht getragen werden. Sie bedeckt nur die Nase und ist über einen Schlauch an einen kleinen und sehr leisen Kompressor angeschlossen, der einen geringen, einstellbaren Luftüberdruck erzeugt. Die Luft strömt in Nase und Rachen und drängt dort die Weichteile zurück, sodass die Atemwege frei gehalten werden.

Individuelle Anpassung

In rund 80 Prozent der Fälle hilft dieses Verfahren den Patienten, nachts gut durchzuschlafen, am Tag wieder wach und fit zu sein und alle Folgen der Schlafapnoe wie eventuellen Bluthochdruck zu beenden. Wenn die Maske gut sitzt und der Luftdruck richtig eingestellt ist, beides eine Kunst des Schlaflabors, gibt es auch keine Probleme und die Schleimhäute trocknen nicht zu stark aus. Das ist wichtig, weil die Maske ein Leben lang getragen werden muss. Allerdings konnten schon viele Patienten, indem sie ihr Gewicht normalisierten, von der Maske befreit werden.

Operation selten nötig

Nur wenn Patienten die Maske nicht vertragen, kann man eine Operation der Atemwege erwägen. Sie ist aber nur dann sinnvoll, wenn die Schlafapnoe anatomische Gründe hat, was bei den wenigsten Patienten der Fall ist. Der einfachste Eingriff ist eine Begradigung der Nasenscheidewand durch einen HNO-Arzt.

Vorsicht bei bizarren Angeboten

Die vielfältigen operativen Veränderungen im Nasen-Rachen-Raum, die angeboten werden, sind zum Teil recht abenteuerlich. Im harmlosesten Fall werden die Mandeln entfernt, weniger harmlos ist das laserunterstützte Einbauen einer Gaumenplastik oder gar das Festnähen des Zäpfchens. Manchmal wird auch das Zungenbein am Kehlkopf verdrahtet. Man kann sich vorstellen, dass man dabei ein gehöriges Risiko in Kauf nimmt, dass es danach zu Sprechstörungen, Stimmveränderungen oder Schluckbeschwerden kommt. Insofern rate ich von derartigen, nicht wieder rückgängig zu machenden Operationen ab.

Keine Schlafmittel

Medikamente sind bei einer Schlafapnoe nicht sinnvoll. Früher versuchte man es zwar öfter mit Theophyllin, das die Atmung verstärken sollte, doch die Wirkung lässt schnell nach und führt zudem öfter zu Schlafstörungen. Schlafmittel dürfen Schlafapnoe-Patienten gar nicht nehmen, weil sie die Apnoe verstärken.

Register

> **Hinweis**

Die im Buch veröffentlichten Ratschläge wurden mit größter Sorgfalt von Autor und Verlag erarbeitet und geprüft. Eine Garantie kann jedoch nicht übernommen werden. Ebenso ist eine Haftung des Autors bzw. des Verlags und seiner Beauftragten für Personen-, Sach- oder Vermögensschäden ausgeschlossen.

Erkrankungen mit ernstem Hintergrund gehören immer in ärztliche Behandlung. Bei bereits bestehenden Beschwerden kann das Buch deshalb keinen fachärztlichen Rat ersetzen.

Bildnachweis

Umschlagrückseite: Dr. Kai-Uwe Nielsen; IFA-Bilderteam; StockFood/FoodPhoto-graphy Eising; Corbis: 94; Focus: 126; Getty Images: 4 unten, 5 oben, 26, 30/31, 45, 49, 53, 59, 85, 87, 109, 123; IFA-Bilderteam: 18, 83 oben, 83 links unten, 83 rechts unten, 105; Dr. Kai-Uwe Nielsen: 4 oben, 5 Mitte, 5 unten, 8/9, 20, 21, 54/55, 61, 64/65, 74, 77, 81, 114/115; Mauritius: 72, 130; StockFood: 83 Mitte unten; Stock-Food/FoodPhotography Eising: 4 Mitte, 39; Superbild: 42, 113, 118

> **Informationen**

Internet: www.schlaf-medizin.de
Hier finden Sie weitere Links zu anderen Informationsquellen, Literatur, Listen der Schlaflabore, Selbsthilfegruppen, Schlafgesellschaften, Schlafschule und Veranstaltungen.

Wenn Sie spezielle Informationen benötigen, wenden Sie sich an die Deutsche Akademie für Gesundheit und Schlaf (DAGS). Hier können Sie kostenlos Informationen über den Schlaf und Schlafstörungen erhalten, telefonisch, per e-mail oder Post. Auskünfte über Behandlungsmöglichkeiten aber auch über die Schlafschule:

DAGS
Universitätsstr. 84
93053 Regensburg
Tel.: 0941/9428271
Fax: 0941/9411505
E-mail: info@dags.de